Karl Heinrich Bauer
1890-1978

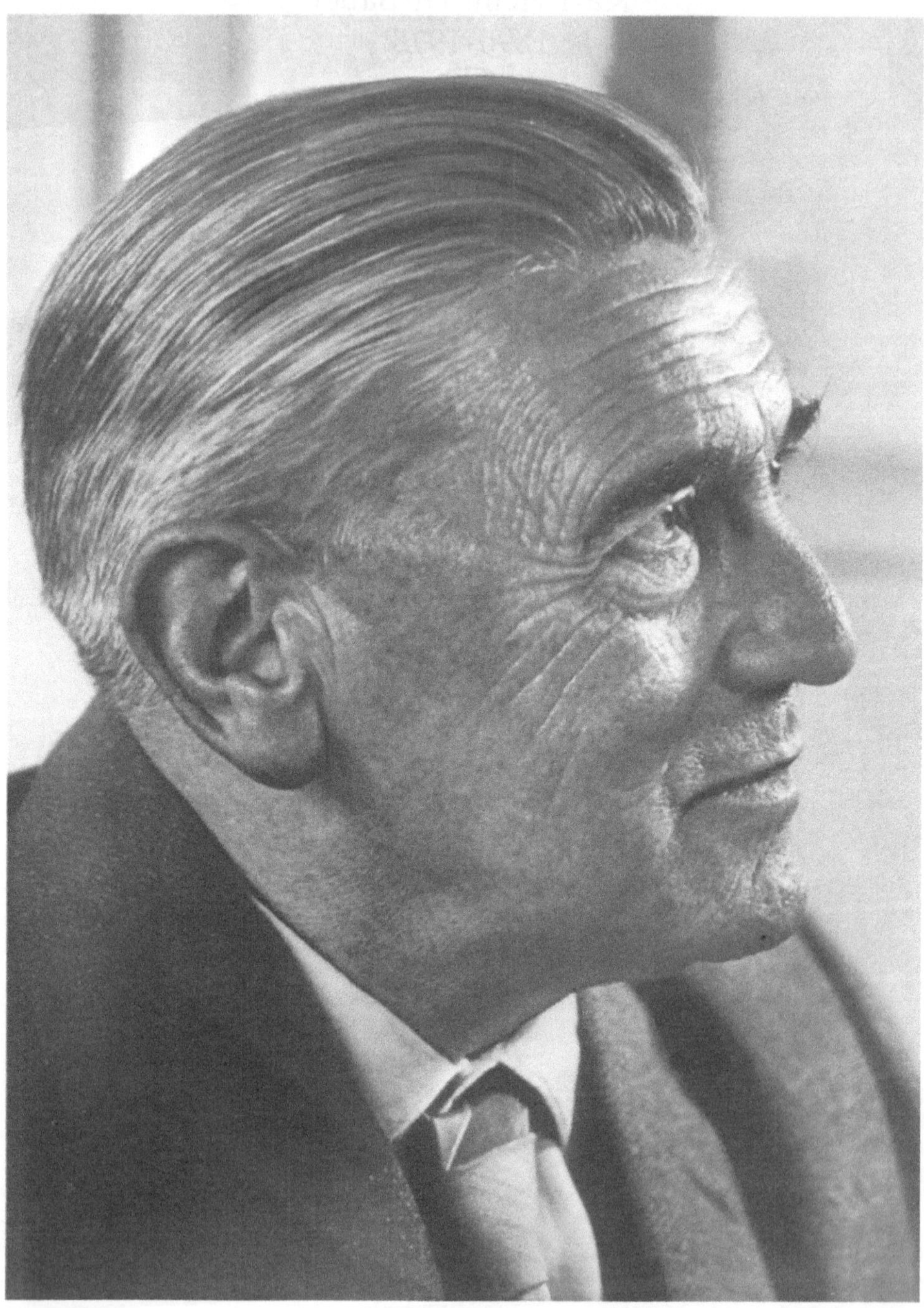

# KARL HEINRICH BAUER

# KONTUREN EINER PERSÖNLICHKEIT

Herausgegeben von

Fritz Linder und Wilhelm Doerr

Springer-Verlag Berlin Heidelberg GmbH

1979

ISBN 978-3-662-40665-6          ISBN 978-3-662-41145-2 (eBook)
DOI 10.1007/978-3-662-41145-2



Frontispiz K. H. Bauer (Foto Swiridoff)
Gesamtherstellung: Brühlsche Universitätsdruckerei, Lahn-Gießen

Die Universität Heidelberg veranstaltete eine
akademische Gedenkfeier für

# KARL HEINRICH BAUER

26.9.1890–7.7.1978

em. ö.o. Prof. d. Chirurgie; Dr. med.; Dr. med. h.c. (Kiel); Dr. iur.
h.c. (Heidelberg); Dr. med. h.c. (Graz); Stiftungsbeauftragter für
das Deutsche Krebsforschungszentrum Heidelberg; o. Mitglied
der Leopoldina zu Halle und der Heidelberger Akademie der
Wissenschaften; Ehrensenator der Universität Heidelberg

am 27. Januar 1979 in der
Alten Aula der Universität Heidelberg

Die Feier wurde eingeleitet durch Prof. Christof Henkel (Freiburg)
Cello und Doz. Benedikt Koehlen (München) Klavier mit

Claude Debussy: Sonate für Cello und Klavier (1915)

Es sprachen:

Der Rektor der Universität Heidelberg,
Magnifizenz Prof. Dr. Hubert Niederländer

Prof. Dr. Dres. h.c. Fritz Linder

Prof. Dr. Wilhelm Doerr

Prof. Dr. Roland Daum

Prof. Dr. Dietrich Schmähl

Der Dekan der
Medizinischen Gesamtfakultät Heidelberg,
Prof. Dr. Herbert Immich

Hubert Niederländer
*Bauer als Rektor*
1

Fritz Linder
*Bauer als Chirurg und als Lehrer*
4

Wilhelm Doerr
*Bauer als Naturforscher*
9

Roland Daum
*Bauer als sprachgewaltiger Chef*
20

Dietrich Schmähl
*Bauer als Pfadfinder*
28

Herbert Immich
*Bauer, anders gesehen*
32

Die Veröffentlichungen
von Karl Heinrich Bauer
1919–1978
37

HUBERT NIEDERLÄNDER

# Karl Heinrich Bauer als Rektor

Im Namen der Ruperto Carola begrüße ich Sie und danke Ihnen, daß Sie der Einladung von Universität und Fakultät gefolgt sind. Die Universität Heidelberg gedenkt in der heutigen Feierstunde Karl Heinrich Bauers. Karl Heinrich Bauer, der 1943 den Lehrstuhl für Chirurgie und die Leitung der Chirurgischen Klinik übernommen hatte, gehörte zu den markanten Professoren unserer Universität, zu den Professoren, die die Ruperto Carola geprägt haben. Seine fachwissenschaftlichen und ärztlichen Leistungen waren so herausragend, daß er weit über sein Fachgebiet hinaus bekannt wurde. Vor allem als Krebsforscher war Karl Heinrich Bauer auch für eine breite Öffentlichkeit eine Autorität.

Ein mitbestimmender Faktor für sein Ansehen auch außerhalb der Fachwelt war seine Gabe der einprägsamen, ja plakativen Formulierung; die viel beklagte sprachliche Barriere zwischen dem Fachwissenschaftler und der Außenwelt war bei Karl Heinrich Bauer jedenfalls relativ niedrig. Diese Gabe half ihm auch, wenn es galt, politische Forderungen durchzusetzen, zu denen er in seiner Wissenschaft und durch seine ärztliche Praxis kam, wie in Fragen der Gesundheitspolitik oder der Unfallverhütung.

Seine Kunst der einprägsamen Formulierung und seine Darstellungskraft halfen ihm schließlich vor allem bei der Verwirklichung seiner großen Idee eines Deutschen Krebsforschungszentrums. Noch wichtiger waren dabei freilich seine außergewöhnliche Vitalität und Energie, seine Arbeitskraft, seine stets auf's Schaffen gerichtete Kraft, sie konnte mitreißend, atemberaubend, zuweilen

1

beängstigend sein. Daß es, manchmal jedenfalls, gut sein kann, eine Entscheidung von selbst heranreifen zu lassen, war nicht seine grundsätzliche Sicht der Dinge.

Karl Heinrich Bauer war nach dem Zweiten Weltkrieg, nach der Wiederherstellung der Autonomie der Universität, der erste gewählte Rektor. Er war auch der *geborene Rektor* für diese Zeit. Mit seiner Willenskraft und seiner Tatkraft erreichte er, daß nach der Eröffnung der Medizinischen Fakultät bald die gesamte Universität als eine der ersten in Deutschland Lehre und Forschung wieder aufnehmen konnte. Die Schwierigkeiten, die er während seines Rektorats überwinden mußte, sind heute kaum noch vorstellbar; sie betrafen zu einem guten Teil ganz alltägliche, aber lebensnotwendige Dinge. Karl Heinrich Bauer war sich für diese mühsame und ermüdende Alltagsfron nicht zu schade. Er ließ sich aber dadurch nicht den Blick auf die Grundprobleme und existentiellen Sorgen der Universität verstellen. In einem Artikel aus dem Jahre 1947, veröffentlicht in der Rhein-Neckar-Zeitung, hat er die lebenswichtigen Fragen der Universität in seiner charakteristischen zupackenden Art formuliert. Er beginnt mit der Feststellung: ›Die Weltgeltung deutscher Wissenschaft ist in größter Gefahr.‹ Sodann entwickelt er, wie man dieser Gefahr zu begegnen hat. Die Maßnahmen stellt er insgesamt unter das Leitmotiv: ›Die Universität muß kämpfen.‹ Die Universität muß nach seiner Auffassung kämpfen für den Bestand und den Ausbau der Forschung, sie muß kämpfen für die Freiheit der Lehre, sie muß kämpfen um ihre Entpolitisierung, sie muß kämpfen um ihre Autonomie.

Die Gefahren, die der Wissenschaft und der Universität drohen, sind heute wieder im wesentlichen die gleichen, mögen es auch ganz andere Kräfte sein, von denen die Gefahren ausgehen. Eine nicht unbedingt tröstlich stimmende Erkenntnis! Aber vielleicht tröstet es, wenn wir uns vergegenwärtigen, wie die Aufforderung zum Kämpfen von Karl Heinrich Bauer gemeint war: Nicht als ein wilder Kampfesruf, der den Feinden der Universität Angst machen soll, vielmehr als Aufforderung zum *Selbstvertrauen*, zum Vertrauen der Universität in ihre eigene Kraft. In einem Brief, den er an den Landesdirektor, Prof. Schnabel, nach Ablauf seines Rektorats gerichtet hatte, berichtete er von den vielen Schwierigkeiten in seinem Rektorat. Wörtlich schreibt er: ›Wir sind aber glücklich, daß wir doch im großen und ganzen mit den persönlichen Verteidigungsmöglichkeiten und denen der akademischen Selbstverwaltung dieser besonderen Schwierigkeiten Herr zu werden vermochten.‹

Die Kraft einer Gemeinschaft, auch der Universität, hängt maßgeblich von der Solidarität ihrer Mitglieder ab. Solidarität zu üben gegenüber allen Mitgliedern, von den Studenten bis zu den Collegen, war für Karl Heinrich Bauer eine selbstverständliche Maxime. Auch hier kann er uns und sollte er uns Vorbild sein.

Karl Heinrich Bauer ist von uns gegangen. Aber seine Leistungen, sein Vorbild bleiben für die Ruprecht-Karls-Universität gegenwärtig. Die Ruprecht-Karls-Universität ist dankbar und stolz, daß Karl Heinrich Bauer zu ihr gehört.

FRITZ LINDER

# Karl Heinrich Bauer als Chirurg und als Lehrer

Anläßlich des 85. Geburtstages von Karl Heinrich Bauer im Jahre 1975 erschien der Landrat seines Heimatkreises Kronach, um dem Jubilar zu seinen vielen hohen und höchsten Ehrungen auch eine fränkische Verdienstmedaille in Gold zu überreichen. In seiner Dankesrede, die Karl Heinrich Bauer vom Schreibtisch seines alten Amtszimmers in der Chirurgischen Klinik – zwar schon als Patient, aber mit voller Kraft – hielt, sprach er von seiner Heimat, seinem Geburtsort, dem eigenen Bauernhof, der Dorfschule im benachbarten Pfarrdorf oder dem Oberförster, seinem ersten Berufsideal. Am meisten aber rühmte er seine Eltern: Dem Vater verdanke er die ständige Lust, tätig zu sein, der Mutter den steten Drang, wo immer nötig, zu helfen und dem gemeinsamen Erbe beider Eltern, das ›ohne Unterlaß in die Pflicht‹ genommen zu sein.

Diese glückhaften Erbanlagen – Konstitution empfand er als die große Schicksalsfügung seines Lebens –, die eine Persönlichkeit von beispielhaftem Fleiß, scharfem Intellekt und unbeugsamem Charakter reifen ließ. Dieser Kern ermöglichte es ihm zusätzlich, schon rein physisch mit wenig Schlaf und ganz kurzen Erholungszeiten zur Wiederherstellung seiner Kräfte auszukommen. Selbst die Ferien dienten weitgehend seiner eigentlichen literarischen Tätigkeit. Zur Entspannung pflegte er aber auch gern den Kontakt mit Freunden oder Studenten, die im Winter auf ihren Skiern den Kamm des Riesengebirges bevölkerten und nachmittags auf summarische Einladung zur Bauerschen Jause, zum Beispiel in die

Schlesier-Haus-Baude, eilten. All die genannten Eigenschaften
wurden schon frühzeitig auf dem Humanistischen Gymnasium in
Bamberg geprägt und begleiteten ihn durch das Medizinstudium
in Erlangen, Heidelberg (Physikum), München und Würzburg bis
zur wohl härtesten Zeit als Truppenarzt vor Verdun, wo er
mehrmals verwundet wurde.

Nach dem Ersten Weltkrieg begann Bauer seine pathologisch-
anatomische Lehrzeit bei Aschoff in Freiburg, um mit diesem
Rüstzeug bei Stich in Göttingen seinen steilen Aufstieg in der
Chirurgie fortzusetzen.

1932 wurde er als Nachfolger von Küttner auf den traditionsrei-
chen Lehrstuhl von Mikulicz nach Breslau berufen und war bei
uns Studenten dank seiner sprühenden Rednergabe und Formulie-
rungskunst der klinische Lehrer Nr. 1. Kein Wunder: Viele seiner
Hörer waren teils temporär, teils permanent der Chirurgie verfal-
len. Nicht wenige halfen dankbar mit, den verfemten Professor im
Dritten Reich durch die Rankünen dieser Zeit zu schleusen. Für
sein glückhaftes Auslese- und Förderungsprinzip im Mitarbeiter-
kreis sprach weiterhin die Tatsache, daß von seinen Schülern fünf
chirurgische Ordinarien und mindestens ebensoviele in Spezialdis-
ziplinen sowie Dutzende von Chefärzten versucht haben, als neue
Keimzentren seinem Vorbild nachzueifern.

Als Arzt und Chirurg waren Karl Heinrich Bauer bei unzähligen
Patienten außerordentliche Erfolge beschieden, denen allein schon
seine offenherzige Persönlichkeit ein gut Teil prä- und postoperativer Geborgenheit bot. Seine schnelle und klare Operationstechnik
waren Grundvoraussetzung seiner eigentlichen operativen Leistungen, verbunden mit sauberer Diagnose und Indikation. Der
kleinste Eingriff mit dem geringsten Risiko und dem maximalen
Effekt nach dem Prinzip der Ökonomie war die sichere Leitlinie
seines Handelns. Dieses reichte im Laufe der Jahrzehnte der Zeit
entsprechend noch vom Kopf über Abdomen, Uro-Genitaltrakt
und Thorax bis zu den Extremitäten, hielt aber trotzdem das Tor
für eine mehr spezialistische Klinikgliederung mit starkem zentri-
petalem Akzent nicht verschlossen. Dabei erschien ihm das Prinzip

des Arbeitens unter einem gemeinsamen Dach im Interesse der Patienten und Ärzte als besonders wünschenswert.

Die Chirurgie beinhaltet zwangsläufig auch die Technik als Grundlage der aktiven Therapie. So verdient Erwähnung, daß Karl Heinrich Bauer mehrere Operationsverfahren inauguriert hat, wie die frühe zirkuläre Kraniotomie beim Turmschädel zur Verhütung der Erblindung oder die Modifikation des plastischen Perthes- oder Krukenberg-Arms. Weiterhin zu nennen sind die Doppelbolzung der Schenkelhals-Pseudarthrose und ganz besonders die Hypophysenausschaltung durch Koagulation oder Radiogold, die bei Hunderten von Kranken mit einem metastasierenden Mamma-Carcinom einen palliativen temporären Effekt bewirkte.

In seiner Heidelberger Zeit – seit 1943 als Nachfolger von Kirschner – ist eine besondere Zuneigung zur Unfallchirurgie und Unfallverhütung zu bemerken. Vom fahrbaren Operationssaal im Sinne des Klinomobils führte der Weg zum ärztlichen Notfallwagen des HD 10, der eine vorgeschobene Erstversorgung am Unfallort ermöglichte. Entsprechend dem physikalischen Grundsatz von Kraft = Masse × Beschleunigung forderte Bauer in den 50er Jahren mit Erfolg die Herabsetzung der Geschwindigkeit in geschlossenen Ortschaften, deren Einhaltung ihm selbst zwar nicht ganz leicht fiel, aber folgerichtig die Zahl der Verkehrsopfer in der Bundesrepublik schon im ersten Jahr nach der Einführung um über 2000 Tote verminderte. Weitere angestrebte Hilfen zur Entschärfung der Verkehrsunfälle waren der innere Schutz der Fahrzeugkarosserie, die von ihm selbst stets angelegten Sitzgurte oder der heute selbstverständliche Schutzhelm für Motorradfahrer.

Ebenso präventiv waren seine Angriffe gegen den Krebs, die in dem Hinweis auf die Bedeutung der exogenen Krebsnoxen (Tabak-Teer, Entbenzpyrenisierung der Luft) gipfelten und dem Staat schon frühzeitig für den Erlaß der Lebensmittelgesetze (wie z. B. mit dem Verbot des Buttergelbs) einen mahnenden Anstoß gaben. Kein Wunder, daß seine wissenschaftliche und klinische Beschäftigung mit dem ›Krebs‹ ihn zum internationalen chirurgischen

Experten Nr. 1 auf diesem Gebiete erhoben. Zum Teil ist diese Arbeitsrichtung auch durch das ›Mitleiden‹ mit seinen Patienten entstanden, wie er es selbst im Vorwort seines größten Beitrages zur medizinischen Literatur, dem ›Krebsproblem‹, (2. Auflage 1963) bezeichnet hat. Gegen Ende seines Rektoratsjahres 1946 war nämlich den täglich beklommeneren Schülern klar, daß eine sehr ernste Erkrankung den Lehrer ergriffen haben mußte, der trotzdem unermüdlich Klinik und Rektorat gleich intensiv versah. Kennzeichnend ist, daß er mit eiserner Energie erst seine Amtszeit abschloß, bis er sich seinem internistischen Kollegen Siebeck zur endgültigen Diagnostik anvertraute. Dieser war es auch, der nach Abklärung des Leidens ihn durch Bluttransfusionen, zum Teil sogar von ihm selbst, operationsfähig machte.

Der folgende operative Eingriff vermochte den malignen Prozeß noch in toto zu entfernen und von dieser Seite eine Heilung bis zum Lebensende als Beweis für die Möglichkeiten der operativen Medizin zu erzielen. Erst über dreißig Jahre später erlag er einer zweiten Erkrankung der gleichen Art, die er lange Zeit mit bewundernswerter Kraft und unermüdlicher Arbeitsleistung ertrug.

Als Schüler gedenken wir heute des Lehrers, des Chirurgen und des Menschen in steter Dankbarkeit, den wir über so viele Jahre mit größtem Gewinn aus der Nähe erleben durften.

Als Halt für die Zukunft können wir aus seinen markanten Aphorismen vielleicht zwei Leitsätze herausgreifen. Einmal – aus dem Munde des Dr. iur. h.c. –:

›Die letzte Autorität, der der Mensch sich beugen soll, ist sein Gewissen, und was dieses unausweichlich gebietet, dafür ist kein Richter Ersatzinstanz!‹

Neben dieser von ihm gelebten Grundregel steht diametral seine Beurteilung der speziellen chirurgischen Technik, inclusive der Automatisierung.

Er sagte: ›Herzschrittmacher, Intensiv-Pflege, Monitore oder die Herz-Lungen-Maschine sind hierfür leuchtende Beispiele. Drei variable Größen – der Patient, sein Befund und sein Operateur –

werden jedoch immer dafür sorgen, daß in der Chirurgie eines nicht automatisiert wird, nämlich die Operation.

So werden Chirurgen weiterhin risikobereite und verantwortungsfreudige Individualisten bleiben.‹

So hat Karl Heinrich Bauer gelebt, und so wird er bei Freunden und Schülern weiterleben.

WILHELM DOERR

# Karl Heinrich Bauer als Naturforscher

Wer nicht die Welt in seinen Freunden sieht,
verdient nicht, daß die Welt von ihm erfahre!

Diese Worte des reiferen Goethe[1] kann man als Motto dem Lebensgang Karl Heinrich Bauers voranstellen. *Wen* er einmal in sein Herz geschlossen hatte, *den* entließ er so leicht nicht mehr und den ließ er auch teilnehmen an seinen Bestrebungen als Mensch, als Arzt, als dem einem fortwirkenden wissenschaftlichen Auftrag Verpflichteten, schließlich als Gestalter des akademischen Lebens, als Gründer einer Großforschungsanlage *und* als leidenschaftlicher Sammler.

Ich durfte in seinen Lebenskreis treten, als Bauer vor einer *Aufgabe besonderen Ranges* stand: Er war im Sommer 1945 zum Rector magnificus gewählt worden. Er bediente sich meiner Hilfe vom Oktober 1945 an in allen Fragen der *studentischen Zulassung* zur Universität. Die Wiedereröffnung der Universität Heidelberg zum Wintersemester 1945/46 stand unmittelbar bevor. Es sollte ein schwieriges, von der damaligen Militärregierung dekretiertes Zulassungsverfahren praktiziert werden, ebenso gründlich wie unverzüglich. Die Beteiligten gaben ihr bestes, und in *diesem* Hause[2] wurden Tag und Nacht Fälle geprüft und, wie es uns schien, den Umständen nach bestmögliche Entscheidungen getroffen. Das Ganze ging nicht ohne Friktionen mit enttäuschten Petenten ab. So kamen Bauer als Rektor und sein jugendlicher Coadjutor einander näher. Diese Beziehung ist geblieben, gelegentlich nicht frei von Belastungen, aber doch ganz fest, getragen durch alle Redlichkeit des Herzens und Verstandes.

Im Rahmen dieser Feierstunde stellt der *Versuch*, Karl Heinrich Bauer als Naturforscher sichtbar zu machen, meine eigentliche Aufgabe dar. Dabei kommt es weniger auf eine Aufzählung alles dessen an, was Bauer erarbeitet, gesucht und gefunden hat, sondern darauf, von dem *Wie*, d. h. der Art und Weise, durch die er seine wissenschaftlichen Fragen förderte, einen Begriff zu vermitteln. Indem wir Karl Heinrich Bauer auf seiner Wanderung begleiten und zugleich den Modus seiner Arbeitsweise prüfend in uns aufnehmen, gewinnen wir ein sehr persönliches Bild.

> Die Entschleierung der Wahrheit ist ohne Divergenz der Meinungen nicht denkbar, weil das, was wahr ist, nicht in vollem Umfang auf einmal und von allen Menschen erkannt wird!

Mit diesen Worten Alexander v. Humboldts begleitete Bauer die Festschrift anläßlich der 100. Tagung der Gesellschaft Deutscher Naturforscher und Ärzte (1958); sie sind für seine ureigenste methodische Haltung besonders charakteristisch[3]. Bauer arbeitete sein Leben lang im Spannungsfeld, ja in der Konfrontation, vermeintlich oder tatsächlich heterologer Auffassungen oder disparater Befunde. Diese *Initialspannung*, die Prämisse seiner originellen Leistungen, induzierte wie in einem Experiment eine jeweils vollständige Kraftentfaltung, gelegentlich bis zur Erschöpfung.

Als Bauer aus dem ersten Kriege zurückkam, hundertfach als Arzt und in den Stahlgewittern vor Verdun als Mensch gereift, befanden sich Gemüt und Intellekt in einem Zustand besonderer Plastizität. Zehn Monate einer von 1918 bis 1919 absolvierten, mit äußerstem Fleiß angefüllten Assistentenzeit im Freiburger Pathologischen Institut von Ludwig Aschoff genügten, um ihm die Prinzipien seiner späteren Arbeitsweise zu erschließen. Ich nenne zwei Themen der Frühzeit, in Freiburg aufgenommen, in Göttingen zur Reife gebracht:
(1) Osteogenesis imperfecta sowie
(2) Magenstraße als phylogenetisches Äquivalent der Schlundrinne.

Die anatomische Beschäftigung mit einem geeigneten Einzelfalle von abnormer Brüchigkeit des Skelettes, die vergleichende Prüfung der Sippe des Probanden, legten ihm die Überzeugung nahe, daß eine erblich bedingte, also konstitutionelle Erkrankung des Mesenchymes, des Systemes also aller binde- und stützgewebigen Einrichtungen, gegeben sein müsse. In seiner Göttinger Antrittsrede als Privatdozent 1923 führte er aus, daß es eine dreifache Elektivität der Genwirkung gäbe[4]:

(1) Eine Keimblattelektivität:
Nur die Stützgewebe seien verändert;

(2) eine morphogenetische Elektivität:
Nur die Grundsubstanz dieser Gewebe, d. h. die Stoffeinlagerung zwischen den Zellen und den Fasern des Mesenchymes sei abnorm zusammengesetzt;

(3) eine phylogenetische Elektivität:
Nur die in der stammesgeschichtlichen Reifung des Menschen zuletzt erworbenen, also jüngsten Gewebe seien stärker betroffen.

Heute erscheinen uns Zellen, Interzellularsubstanz und Fibrillen als einzige stoffliche Funktionsgemeinschaft.

Aber: Bauers Analyse dessen, was man finden konnte und die Bindung aller Befunde an den Erbgang ganzer Familien, brachte ihm die Erschließung der Konstitutionslehre. Dieses Vorgehen ist *beispielhaft*, zeigt es doch, wie es Bauer gelang, durch die Abstraktion der Summe aller Erfahrungen, gewonnen an einigen wenigen *geeigneten* Objekten, vorzudringen zu einer allgemeineren Schau der Verhältnisse.

Die *zweite frühe Leistung*, die den späteren Meister erahnen ließ, war die *Konzeption des Lokalisationsgesetzes der peptischen Läsionen der Magenwand*. Ludwig Aschoff hatte wohl als erster die besondere Störanfälligkeit der *Magenstraße*, der kürzesten geometrischen Verbindung zwischen Mageneingang und -ausgang, für den Erwerb sogenannter Magengeschwüre herausgearbeitet. Franz Büchner, ebenfalls Aschoffs Schüler, aber auch Aschoffs Nachfolger, hat die kausalen Mechanismen, die überschießende

Sekretion des Magensaftes mit besonderen peptischen, d. h. verdauenden, gemeint sind *selbst*-verdauenden Kräften, aufgeklärt. Bauers Arbeit ›*Theorie von der Ulcusbereitschaft der Magenstraße aus phylogenetischen Gründen*‹ ist mir wichtig[5]. Sie wissen, daß Bauer aus bäuerlichem Milieu kam. Darauf war er stolz. Er hatte ein sehr direktes Verhältnis zur Biologie und Pathologie der Tier-, auch der Pflanzenwelt. Er kannte von Kindesbeinen an den Unterschied zwischen den vielhöhligen, gleichsam gekammerten Mägen der Wiederkäuer und den einhöhligen Mägen der Nager, der Fleischfresser und des Menschen. Bauers Studie zielt darauf ab, im Goetheschen Sinne zu erforschen, wie *Sukzessives ein Simultanes* sein könne[6]. Er meinte das so: Der gekammerte Rindermagen kann fakultativ durch longitudinale Abfaltung, nämlich durch Kontraktion bestimmter, schräg orientierter Muskelbündel, in ein Rohr – vorübergehend – umgewandelt werden. Dies bedeutet eine Verkürzung des Transportweges aus der Speiseröhre in die distalen Kammern dieses Magens. Diese passagere Röhre, die Schlundrinne der Autoren, gehe bei den anderen Spezies verloren, bleibe aber als Rudiment in der Magenstraße, selbst beim Menschen, erhalten. Mit anderen Worten: Bauer erschloß aufgrund geistreicher vergleichender Studien, daß Schlundrinne und Magenstraße *homologe* Einrichtungen seien. Dies sei die eigentliche, die *letzte* Ursache dafür, daß eben dort besondere pathische Leistungen in Szene gingen. Es läge also das Prinzip der *Heterochronie*, d. h. einer zeitlichen Unangepaßtheit der einzelnen Abschnitte des gastrischen Organes in der über Jahrmillionen reichenden Geschlechterkette vor.

Diese beiden, in vielen Jahren wirksam gewesenen frühen Arbeiten zeigen, daß hier ein Chirurg ganz ungewöhnlicher Einstellung am Werke war. Dies führte zur *Einführung der Erb- und Konstitutionslehre in die Allgemeine Chirurgie*, welche eine Fülle großartiger Publikationen, darunter ganze Handbuchreihen, zeitigte. Ich nenne Bauers Aufklärung des Erbganges der *Bluterkrankheit*, und ich betone ausdrücklich seine maßvolle und besonnene, seine kritische und distanzierte Haltung gegenüber dem Erbgesundheitsgesetz des sogenannten Dritten Reiches.

Eine Frucht der Göttinger Arbeiten Bauers ist seine *Mutations-theorie der Geschwulstentstehung* (1928)[7]. Die damalige Rückwirkung der wissenschaftlichen Genetik auf das Tumorproblem war minimal. Die Erbgangsforschung erschöpfte sich in einer zwar nicht unwichtigen Kasuistik, die aber keine Bedeutung für die brennende Frage haben konnte, *wie* entsteht bösartiges Wachstum, *wie* macht es die Natur, daß Hemmungen fallen und ein autistisches Zellenleben entstehen kann?

*Einiges wußte man aber doch.* Daß im Krebsgewebe ›neue Zellrassen‹ am Werke wären, hatte Gustav Hauser in Erlangen geäußert; daß beim befruchteten Seeigelei geschwulstähnliche Fehlbildungen durch Mutation einiger Zellgruppen entstünden, hatte Theodor Boveri in Würzburg gefunden; daß das ens malignitatis Ausdruck einer primären fundamentalen Wesensänderung der Zellen bösartiger Geschwülste sein müßte, hatte Max Borst in München vertreten, – alles Arbeiten und Meinungen, die bis in die Zeit vor dem Ersten Weltkrieg reichen. *Daß aber die Gene der Zellen die Träger der Geschwulsteigenschaften wären*, hatte in dieser Form Bauer als Erster erschlossen. Dies war eine *Funktion des plausiblen Schließens*, denn *wissen* hatte es Bauer nicht können, eine diagnostische Chromosomenanalyse gab es 1928 noch nicht. Sie werden gehört haben, daß eine unübersehbar große Literatur über die Frage entstanden ist, ob Bauers Mutationstheorie richtig sei. Theorien sind ja Übereilungen des ungeduldigen Verstandes[8], – aber sie sind für den Fortgang der Wissenschaft unverzichtbar. Nach Kant steckt in einer Naturlehre nur so viel Wissenschaft, wie Mathematik in ihr enthalten ist. Da sich in den letzten 30 Jahren die Schule der mathematischen Logik entwickelt hat und die Prozesse des demonstrativen und plausiblen Schließens als legitime Ausdrucksformen eben dieser anerkannt sind, erscheint uns Heutigen Bauers kühnes Vorgehen vor 50 Jahren *durchaus* und in diesem Sinne *auch* mathematisch vertretbar. Es ist die *Intuition*, das ›alles mit einem Male‹, die Intuition als Ausdruck höchster intellektueller Einsicht, wie dies Schopenhauer nannte, was Bauer zu seiner heuristisch hundertfach bewährten Aussage führte[9].

13

Bauer lebte mit seinen Philosophen, von Schopenhauer bis Jaspers, und er lebte in seiner humanistischen Welt. Er las und verstand die Alten, wir sprachen oft über die ›Römische Geisteswelt‹ in der Darstellung von Friedrich Klingner[10].

Es ist sonnenklar, daß er Ovidius Naso zitieren durfte, ja mußte: ›Und wie es nichts gibt, was nutzt, das nicht – falsch oder übermäßig angewandt – zugleich auch schaden könnte, so gibt es auch nichts, was schadet, das nicht zugleich auch nutzen könnte.‹ – Diesen Satz hat Bauer in der Weise interpretiert, daß er sagt, daß, was Krebs erzeugt, unter Umständen auch Krebs heilt! Der Bericht über das am 4. Juli 1934 von ihm als jungem Ordinarius in Breslau durchgeführte therapeutische Wagnis, absolut oberflächliche Carcinome der Körperdecke durch lokale Behandlung mit 3,4-Benzypren, dem bekannten und gefürchteten krebserzeugenden Kohlenwasserstoff anzugehen, wodurch tatsächlich ein lokaler Schwund des Krebses erzeugt worden war, ist das eigentliche Specificum der Bauerschen Arbeitsweise. Natürlich wurden diese Versuche mit aller erdenklichen Vorsicht und Sorgfalt durchgeführt und selbstverständlich auch nicht weiter angewandt. Aber das Experimentum crucis mußte gemacht werden, es entsprach einer logischen Notwendigkeit.

Am 21. Juli 1943 – wenige Monate zuvor nach Heidelberg gekommen – berichtete Bauer im damaligen Kaiser-Wilhelm-Institut von Prof. Richard Kuhn über den gesamten Umkreis aller Erfahrungen betreffend natürliche und experimentelle Zusammenhänge zwischen Mutationserzeugung und Krebsentstehung (von Muller, 1927 Texas, bis Timoféeff-Ressovsky, von Röntgen-Radium-Licht-Krebsen bis zu den Mitosegiften[11]). Von hier aus war es nur ein kleiner Schritt zum Thema ›Berufsschäden und Krebs‹.

In der logischen Konsequenz der heute und im Grundsatz in der ganzen Welt anerkannten Auffassung Bauers vom Wesen des malignen Wachstums als eines im allgemeinen erworbenen, exogen entstandenen Prozesses dürfen die vor 30 Jahren in die Literatur eingegangenen Begriffe Syncarcinogenese und Syncarcinokolyse[12] – Krebs entsteht in der Konvergenz mehrerer Bedingungen und Krebs wird bekämpft durch Interferenz mehrerer therapeutischer Maßnahmen – gelten. In dieser Linie liegen die unablässigen Bemühungen, auf dem Wege der Vertiefung des Begreifens der Mechanismen der Geschwulstentstehung zu einem vernünftigen, weil kausal begründbaren therapeutischen oder aber präventiven Ansatz zu gelangen.

In Bauers Lebenswerk spielt sein sehr energisches Einschreiten gegen die Anwendung eines Röntgenkontrastmittels, des *Thorotrast*, deshalb eine große Rolle, weil dieses Vorgehen zeigt, wie sehr intellektuelle Einsicht und sittliche Pflicht, handeln zu müssen, miteinander unlösbar zusammenhingen. Bei Bauer gehörten Kenntnis von naturwissenschaftlichen Tatsachen und Einleitung von Maßnahmen, unerwünschte Konsequenzen abzuwenden, so zusammen, wie bei anderen Menschen das Ein- und Ausatmen. ›Tätig zu sein, ist des Menschen erste Bestimmung!‹[13]

Es wird Ihnen bekannt sein, daß Bauer nach Übernahme der Leitung der Heidelberger Klinik (1. Januar 1943) sofort die Anwendung von Thorotrast verbot, ja, daß es ihm gelang, durch einen Befehl des Sanitätsinspekteurs der damaligen Wehrmacht zu erreichen, daß wenigstens in der letzten Phase des letzten Krieges das technisch vorzüglich geeignete, kolloidal-gelöste Thoriumdioxyd aus dem Gebrauch gezogen wurde. Thorotrast war 1928 in die Diagnostik eingeführt worden, obwohl von allem Anfang an einzelne warnende Stimmen lautgeworden waren. Thorotrast lieferte Bilder von zuvor nie erreichter Schärfe, wurde in erster Linie zur Darstellung von Schlagaderverletzungen, von venösen Quellgebieten und inneren Körperhöhlen, nicht nur in Deutschland, verwendet. Es schien gut verträglich, aber es brachte in den Körper des so Behandelten Radioaktivität für das ganze Leben. 1 ml Thorotrast enthielt 0,22 g Thorium$^{232}$. 20–40 ml wurden für die diagnostische Arbeit benötigt. Der Kranke erhielt also passiv mehrere Gramm eines Gamma-Strahlers incorporiert.

Vor genau 10 Jahren, am 8. Februar 1969, berichtete Bauer in der Gesamtsitzung der Heidelberger Akademie der Wissenschaften über die Summe seiner Thorotrasterfahrungen[14]. Die Thoriumpartikel werden, so zeigte Bauer anhand einer reichen Kasuistik, in den Zellen des aktiven Mesenchymes gespeichert. Sie verrichten in Milz und Leber, Lymphdrüsen und Knochenmark eine lebenslang anhaltende pathologische Leistung. Im Laufe der Jahre erwirbt die Milz die größten Thorotrastmengen. Sie verfügt 20 Jahre nach stattgehabter Thoriumapplikation über eine 16mal größere Strahlendosis als z. B. die Leber. Es ist klar, daß, wenn, wie Bauer früher gezeigt hatte, ionisierende Strahlen ebenso Mutationen in Keimzellen wie Krebs in Körperzellen induzieren können, mit der Entwicklung bösartiger Geschwülste, und zwar nach Jahr und Tag, gerechnet werden mußte. Bauer sagte die Entstehung bösartiger Neubildungen etwa 12 bis 18 Jahre nach Thorotrastanwendung voraus. Daß er recht behielt, war eine schreckliche Bestätigung dieses *experimentum in homine*.

Nicht jeder, der Thorotrast bekommen hat, erkrankt oder stirbt an Krebs. Die Tumorrate liegt bei etwa 15 %. Nicht alle Organe sind in gleichem Maße störanfällig. Diejenigen Organe, welche die größten Mengen strahlender Partikel gespeichert haben, erkranken weniger oft an Krebs als andere mit nur mittleren Dosen. Bauer deutet das so: Wo die organgebundene Gammastrahlung genügend groß ist, zerstört das radioaktive Thorium die Carcinomata in situ. Es interferieren also viele Bedingungen, damit eine bösartige Geschwulst entsteht: Quantität, Zeit, Speicherungsdichte, Responsibilität der Gewebe und manches andere. Ein Thorotrastträger ist, wie dies Bauer nannte, ›ausweglos strahlenkrank‹, ja noch seine Asche ist radioaktiv.

Es ist eine Großtat Karl Heinrich Bauers, in klarer Erkennung der skizzierten Zusammenhänge durch sein ebenso energisches wie überzeugtes Auftreten unzähligen Menschen das Leben gerettet zu haben.

Es ist nur natürlich, daß sich Karl Heinrich Bauer in höheren Jahren von der naturwissenschaftlichen Orginalarbeit fortentwikkelt und anderen Aufgaben zugewandt hat. Neben seinem titanischen Kampf um die Bewilligung, Ausführung und Inbetriebnahme des Centrum contra cancrum galt seine Neigung sozialmedizinischen Zusammenhangsfragen. Krebs im Gefolge des Krieges,

d. h. Krebs durch anerkannte, durch Kriegsdienste oder Vergleichbares hervorgerufene Gesundheitsschäden, – oder aber: *berufliche Gesundheitsschäden und Krebs*, – dies war das tragende Thema seiner letzten beiden Lebensjahrzehnte. Dabei gelang ihm ein *großer Wurf ganz eigener Art*, den die Öffentlichkeit kaum als solchen realisiert hat. Ich meine Bauers *Grundsatzgutachten zu der Frage:* ›Ist es gerechtfertigt, Krebserkrankungen in die Versorgung im Wege des *Härteausgleichs* (nach § 89 Abs. 2 BVG) einzubeziehen?‹ (1964) – Ein Härteausgleich kommt in Frage, wenn nach Lage der Dinge für den etwaigen Antragsteller das allgemeine Risiko, an Krebs zu erkranken, individuell durch besondere Umstände wesentlich erhöht worden ist[15].

Es ist mir nie klar geworden, ob diejenigen, die eine Rente begehren, eigentlich wissen, was sie Bauer durch dieses, durch den Bundesarbeitsminister im Bundesversorgungsblatt veröffentlichte Gutachten verdanken.

So könnte man mit Baco de Verulam sagen: Die Wissenschaft muß nützlich sein! – Bauer war von utilitaristischen Erwägungen frei, aber er war glücklich, wenn seine Erkenntnisse auf dem Gebiet der Krankheitsforschung in praxi genießbare Früchte trugen. Er besaß in hohem Maße und er vertraute vollständig auf den *gesunden Menschenverstand*. Diese Haltung kam auch aus seinen Bemühungen um das *Arztrecht* zum Ausdruck. Bauer hatte sich in den Monaten vor seinem Tode zu einem von ihm in Jahren gepflegten Thema ›*Aufklärung und Sterbehilfe bei Krebs in medizinischer Sicht*‹ geäußert. Als Naturforscher und Arzt brachte er nach kritischer Abwägung aller Gesichtspunkte folgenden *Kernsatz* zum Tragen: Eine Aufklärung darf nie gefährlicher sein als *die* Krankheit, über deren Charakter ein Kranker unterrichtet werden soll!

Und es ist, als ob Karl Heinrich Bauer alle Stationen seiner eigenen ›Krankheit zum Tode‹ in allen Phasen hätte voraussehen können, wenn er schrieb: ›Denn immer noch ist das letzte Medikament des letzten Arztes die *Hoffnung*, an die sich der Sterbende klammert, für den die Menschheit Mittel besitzt, die noch beim Sterben helfen, ohne zu töten!‹[16]

17

Es gibt keinen Bereich des Lebens und der Arbeit, den Bauer
nicht durcheilt, durchdacht, mit Regeln und Maximen angerei-
chert und überwunden hätte. Dabei half ihm die große und
glückliche Gabe, mit einem einfachen Kinderglauben *in christo*, an
der Seite seiner geliebten Frau, tiefe Freude an den Schönheiten
der Natur zu verbinden. Er konnte dann auch Ereignisse einfach
hinnehmen. Er war insofern demütig und bescheiden. Bauer war
der Goetheschen Geisteshaltung ganz, und ohne daß er dies selbst
ausgesprochen hätte, nahe: In der Gestalt ist der begriffliche
Gegensatz von innen und außen aufgehoben; das Äußere ist das in
Erscheinung tretende Innere der Natur. ›Denn das ist der Natur
Gehalt, daß außen gilt, was innen galt!‹[17] – Wer sich immer wieder
mit dem Phänomen Karl Heinrich Bauer beschäftigt, kommt zu
der Überzeugung,

> ›daß sein Denken sich von den Gegenständen nicht
> sonderte, sein Anschauen selbst ein Denken aber An-
> schauen gewesen ist‹[18].


## Anmerkungen


1 Tasso Vs. 447
2 Alte Universität, Grabengasse 1
3 Festschrift Naturforschergesellschaft. Pfannenstiel, M.: Geschichte d. Ges.
  Dtsch. Naturf. u. Ärzte. Berlin-Göttingen-Heidelberg: Springer 1958
4 Klin. Wschr. *2*: 624 (1923)
5 Dtsch. med. Wschr. *49*: 713 (1923)
6 J.W.G.: Von den Vorteilen der vergleichenden Anatomie und von den
  Hindernissen, die ihr entgegenstehen (1796). Schriften zur Naturwissenschaft.
  Jubiläumsausgabe Bd. 39. Stuttgart und Berlin: Cotta 1902 S. 72
7 Mutationstheorie der Geschwulstentstehung. Berlin: J. Springer 1928
8 ›Theorien sind gewöhnlich Übereilungen eines ungeduldigen Verstandes, der
  die Phänomene gern los sein möchte und an ihrer Stelle deswegen Bilder,
  Begriffe, ja oft nur Worte einschiebt.‹ Goethe in Maximen und Reflexionen
  428 (Lexikon der Goethe-Zitate, Zürich und Stuttgart: Artemis 1968 S. 915)
9 Catel, W.: Medizin und Intuition. Stuttgart: Georg Thieme 1978
10 Klingner, F.: Römische Geisteswelt. München: Ellermann 4. Aufl. 1961
11 Münchn. med. Wschr. *90*: 681 (1943)

12 Klin. Wschr. *27*: 118 und 159 (1949)

13 Wilhelm Meisters Lehrjahre II, Bekenntnisse einer schönen Seele

14 Jahrbuch 1969, S. 28. Heidelberg: C. Winter 1970 (lag Verf. im ausführl. Manuskript vor)

15 Krebs als Härteausgleich nach § 89 Abs. 2 BVG. Schriftenreihe des Bundesversorgungsblattes Heft 2, Bonn 1964

16 Zitiert aus dem Originalmanuskript. Man möge auch die posthum erschienene Veröffentlichung in der Festschrift für Paul Bockelmann, herausgegeben v. A. Kaufmann, G. Bemmann, D. Krauss, K. Volk vergleichen, die sehr dankenswert redigiert wurde durch K. Engisch. München: C. H. Beck 1979

17 Zahme Xenien VI, Vs. 1664

18 J. W. G. ›Bedeutende Fördernis durch ein einziges geistreiches Wort‹, Jubiläumsausgabe, Cotta Bd. 39 S. 48ff.

ROLAND DAUM

# Karl Heinrich Bauer als sprachgewaltiger Chef

Das Thema meines Referates scheint prima vista nicht geeignet zu sein, einen großen Chirurgen zu würdigen.

Assoziationen zur Philologie oder zu anderen benachbarten Disziplinen liegen offenbar näher. In der Tat erschöpft sich die Würdigung eines Chirurgen meist auch in der Darlegung jenes Gebietes, in dem es gilt, entsprechend der Definition handwerkliche Kunst unter Beweis zu stellen. In den meisten Laudationes ist nur am Rande jene Fähigkeit, jenes Talent angesprochen, das letztlich den Menschen Karl Heinrich Bauer in besonderer Weise prägte und das ihm, dem Chirurgen und Wissenschaftler eine besondere Ausstrahlungskraft verlieh, sein Charisma ausmachte, ich meine seine Sprache. Sie war es auch, die Karl Heinrich Bauer neben einer scheinbar unerschöpflichen physischen Kraft nach der Emeritierung vor dem Otium cum dignitate Ciceros bewahrte.

Ich möchte den Versuch unternehmen, den Arzt und Wissenschaftler, den Dozenten und Lehrer, den Menschen unter dem Aspekt seiner Sprache, seiner Diktion und rhetorischen Gewandtheit, seiner Formulierungs- und Darstellungskunst zu betrachten.

Mir ist dabei klar, daß meine Ausführungen fragmentarisch bleiben müssen, wie alle unsere Versuche, den gesamten Menschen zu betrachten, denn, so Karl Jaspers, der in der schweren Stunde nach dem Krieg Karl Heinrich Bauer in der Universität zur Seite stand und ihm auch freundschaftlich zugetan war:

›Was der Mensch im ganzen sei,

kann nicht festgestellt werden

in Experimenten und Laboratorien,
nicht in Unterhaltungen und Ausfragungen,
nicht in einem objektiv vorweisbaren Material,
an Ausdruck, Leistungen, Hervorbringen des Menschen....
Immer ist der Mensch mehr und anders als von
ihm gewußt und erkennbar wird.‹

Zunächst Karl Heinrich Bauers Sprache im Hörsaal.

Als Dozent hatte er stets wegen seiner lebhaften Darstellungskunst einen gefüllten Hörsaal. Während er bei der Schilderung
einer Krankengeschichte sämtliche Register einer mehr journali-
stischen Darstellung zog, zeigte die anschließende Vermittlung der
Krankheitsbilder einen hervorragenden didaktischen Aufbau, wo-
bei er durch Vergleiche und Wortspiele bei den Zuhörern tiefe
Engramme setzte:

›Typisch bei der Appendicitis ist die Tatsache, daß sie in
den meisten Fällen atypisch verläuft.‹

Kein angehender Arzt und Chirurg wird allein aus dieser Äuße-
rung in der Blinddarmentzündung eine harmlose Erkrankung
sehen, sondern die Appendicitis wegen ihres unter Umständen
heimtückischen Verlaufs ernstnehmen und entsprechend therapie-
ren.

Oder eine andere Formulierung, die ihre Wirkung nicht ver-
fehlt:

›Die operative Korrektur einer arteriovenösen Fistel ist
eine Herzoperation in der Peripherie.‹

Eine kleine Anmerkung für die Nichtmediziner: Eine arterio-
venöse Fistel ist eine meist unfallbedingte Kurzschlußverbindung
zwischen Arterie und Vene und führt infolge Volumenzunahme
der zirkulierenden Blutmenge zu einer Herzvergrößerung. Die
Korrektur weit ab vom Herzen wiederum hat die Rückbildung
und eine Normalisierung der Herzveränderung zur Folge.

Es verwundert nicht, daß bei diesen mitreißenden Vorlesungen,
bei diesem unvergleichbaren Impetus und der Eloquenz sich
mancher Student für die Chirurgie begeisterte. Ein Paradebeispiel
steht vor Ihnen.

Von ganz anderer Form, von ganz anderem Niveau sind Karl
Heinrich Bauers akademische Reden und wissenschaftliche Vorträge. In ihnen verbergen sich sprachliche Feinheiten, die erst bei
einer genauen Analyse auffallen. Syntax, grammatikalische Fines-
sen und Aperçus amalgamieren sich zu einer kaum zu übertreffen-
den Einheit.

So erkennen wir oft eine Vorliebe im Gebrauch gegensätzlicher
Begriffe:

> ›Der Chirurg kennt wie wenig andere die Freuden des
> Sieges über die Krankheit, zugleich aber auch alle
> Bitterkeit der Niederlage. Beide Pole sind weit
> gespannt.‹

Durch Bejahung und Verneinung innerhalb eines Satzgefüges wird
eine Steigerung der Aussagekraft erzielt.

> ›Was wir über Carcinogenese wissen, ist viel. Was wir
> über Sarkogenese nicht wissen, ist immens.‹

Das Einsetzen desselben Attributs im Superlativ unter Änderung
der Substantiva weckt beim Zuhörer die Aufmerksamkeit in
besonderem Maße, besonders dann, wenn auch noch die Alliteration neben dem Inhalt Feinheiten der Sprache zur Geltung bringt.

Hier ein Zitat aus der Festrede als Rektor aus Anlaß der
Eröffnung aller Fakultäten im Januar 1946:

> ›Man erwartet vom Chirurgen Wagemut, d. h., daß er
> viel riskiert, ja alles wagt in den Fällen, in denen
> höchstes Wagen die höchste Weisheit ist.‹

Durch die Verwendung stammgleicher Vokabeln versteht es der
Redner, durch deren Doppeldeutigkeit eine These in Frage zu
stellen.

> ›Auf Deutschlands hohen Schulen bekommt man seinen
> Vorgesetzten nicht vorgesetzt.‹

Es ist eine besondere Vorliebe Karl Heinrich Bauers, abstrakte
Begriffe durch besonders markante und bekannte Formulierungen
zu konkretisieren:

> ›Ist Wissenschaft der Fels, auf den wir bauen, so ist
> Humanität der Stern, nach dem wir greifen.‹

Eine Passage aus der Immatrikulationsrede im Juni 1946.

Manchmal wird ein einziges Wort an richtiger Stelle und in der
Art moderner Werbung signalartig eingesetzt:

›Rar, rar, rarissima.‹

Die Zuhörer werden schlagartig für den Vortrag interessiert und
gleichzeitig auf den Inhalt, hier eine Mitteilung einer extrem
seltenen chirurgischen Erkrankung, hingewiesen.

Während in seinen Reden die geschliffene Sprache, die ausgefeilte Didaktik imponieren, und in wissenschaftlichen Diskussionen er
sich durch eine bestechende Dialektik auszeichnet, ist die Sprache
im Operationssaal oder bei der Patientenvorstellung der Situation
angepaßt. Frei von hermeneutischen und feuilletonistischen Darlegungen ist hier die Sprache kurz und prägnant. Der Chirurg und
Pragmatiker kommt zu Wort:

›Sie sollen nicht wischen, sondern tupfen.‹

oder

›Ich verstehe nicht, wie ein Chirurg einen Blutsee dulden
kann.‹

Solche Formulierungen kulminierten mitunter in prägnanten Sätzen, die das Selbstbewußtsein und eine gewisse potentia omnium
rerum des Magisters unterstrichen.

›Was brauchen Sie den xy, wenn Sie den Karl Heinrich
Bauer haben.‹

Sätze, die ein verhaltenes Schmunzeln bei den Schülern auslösten,
aber den Spiritus familiaris in ganz besonderer Weise prägten.

Im Operationssaal wurden auch Sentenzen geboren, die zu den
späteren Aphorismen überleiten[1].

›Die beste Asepsis ist die Noninfektion.‹

Dieser Satz unterstreicht das Problem, mit dem wir auch heute
noch nicht fertig geworden sind, die Keimübertragung, die Kontamination. Kein Schüler wird eingedenk dieses Satzes einen Patienten mit einer infektiösen Erkrankung, mit einem Furunkel beispielsweise, berühren.

Oder zur Operation selbst:

›Eine Operation sollte nicht gefährlicher sein als die
Erkrankung, um deretwegen man sie ausführt.‹

oder

>Mit dem kleinsten Eingriff den größtmöglichen Erfolg
erzielen.‹

Hier wird die reiche Erfahrung eines bewegten und langen Chirurgenlebens auf einen kurzen Nenner gebracht. Hierin verbirgt sich
die Kunst des Einfachen in einem Gebiet des Komplizierten.

Ich erwähnte, daß in den im Operationssaal geprägten Sätzen
die Wurzeln der Aphorismen zu sehen sind, die Karl Heinrich
Bauer 1972 für Chirurgen herausgegeben hat, die aber inzwischen
über die operative Disziplin hinaus viele Freunde gewonnen
haben. Es ist eine Sammlung von Aphorismen markanter Persönlichkeiten, die Karl Heinrich Bauer durch eine Fülle eigener
Aphorismen erweitert und bereichert.

Nicht nur die Chirurgie, auch andere Gebiete werden angesprochen:

>Aphorismus, das ist die pointierte Schlußfolgerung
einer langen Beweiskette ohne deren Beweismaterial.‹
>Sein Operieren kennzeichnet im Chirurgen den Techniker, seine Anzeigenstellung im Chirurgen den Arzt.‹
>Des Weltalls größtes Wunder ist das Leben, des Lebens
größtes Wunder ist der Mensch.‹

Die Reihe der Aphorismen könnte ich beliebig fortsetzen. Das
kleine Werk ist ein Schatzkästlein besonderer Art.

In seinem Vorwort hat Karl Heinrich Bauer die Publikation
seiner Aphorismen für Chirurgen wegen der nicht gleich erkennbaren chirurgischen Indikation in einen Fragesatz gekleidet. Er hat
im Vorwort auch Ansätze zur Alliteration durchblicken lassen,
einem Hobby von ihm, das auf ein anderes Gebiet der Sprache
verweist, das ich zum Abschluß meiner Ausführungen tangieren
möchte[2].

So komme ich zu einem anderen Bereich, in dem die Sprache
Karl Heinrich Bauers ganz andere Nuancen aufzeigt, ganz andere
Saiten bei uns zum Mitschwingen bringt.

Nur wenige wußten, daß der Chirurg und Pragmatiker sich
nicht nur der Sprache der Dichter öffnete, sondern selbst in der
Lage war, Verse zu schreiben[3]. Einige Monate vor seinem Tode
schrieb er mir:

> ›Wohl dem, der von Zeit zu Zeit gerne einmal den alten
> Pegasus reitet.‹

Dabei zeigte er eine Schwäche und Vorliebe für den Hexameter
und für die Alliteration. Lassen wir den Dichter selbst zu Wort
kommen mit einem Gedicht, das er anläßlich eines Chirurgenkon-
gresses in Hamburg vorgetragen hat.

Einige Ausschnitte:

Küsse, o Muse, den Mann, aus dem Süden hierher gekommen,
Hamburg zu preisen, das herb, kühl zugleich ihn empfing!
Hamburg, o heimelnde Hauptstadt des Nordens: herrlich,
hier schmeckst du –
schon mit dem Atem – der See salzige Nähe und ahnst
lockenden Nordmeers verdämmernde Ferne.
Schwelgenden Blickes schaust Du der Schiffe Lust,
hierher zu tragen die Last,
neu dann die Ladung verstauend. Hörst Du erschreckt dann gar
noch
dröhnen den urigen Baß, Schiffssirenen entlockt,
also dann bist Du, wo Himmel und Wasser verschwimmend sich
treffen,
voll von zehrender Sucht, neu zu entdecken die Welt!
Wunder! Was Wunder, daß, Wind und Wasser und Wolken
verschwistert,
Kerle hier wachsen heran, knorrig und eichenholzhart,
abhold jeglichem Schein und pupillenklar in den Augen,
trotzig zugleich und treu, trauen sie alles sich zu.
Freilich, wem Wotan Nebel beschert in verfinsternder Fülle,
dem beschert er zugleich wärmend als Ausgleich den Grog.


Karl Heinrich Bauer hat daneben als Humanist nicht selten Verse
in lateinischer Sprache verfaßt. Dazu eine lateinische Litanei, wie
er es nannte, an seine Heidelberger Freunde anläßlich einer
Mittelmeer- und Schwarzmeerfahrt.

> ›Absunt bellae creaturae
> gracilissimae staturae
> dominat obesitas

modo litfassitas
ventus maris solus acer
omnis dies dies sacer
procul sunt negotia,
adsunt omnia gaudia
solis lunae et naturae,
balnei et bonae coenae
motus cordis non compesco
nuper senex juvenesco
salutem dico amicis omnibus
voster
K. H. rusticus.‹

Die Variabilität seiner Sprache ist bewundernswert. Die Töne und
Nuancen reichten von der kurzen prägnanten Aussage des Prag-
matikers mit Vergleichen und Metaphern bis hin zu lyrischen
Tönen.

Dazwischen finden wir in dieser reichen Palette die ganz andere
Sprache in seinen Werken, in seinen Vorlesungen und Reden.
Hermeneutik und Dialektik lassen ein besonderes sprachliches
Talent erkennen. Immer besticht die klare Diktion, die brillante
Formulierung[4].

Die Worte von Horaz: ›Quandoque bonus dormitat homerus‹
sind bei seinen Ausführungen nur selten anzuwenden. Der Grund
liegt darin, daß er nach eigenen Worten seine Vorträge mehrmals
überarbeitete und bei besonderen Anlässen seine Ausführungen
der Kritik seiner Frau anvertraute. Es ist mir eine besondere
Freude, dieses kleine Geheimnis, das er uns anläßlich einer
Geburtstagsfeier in der Stiftsmühle verriet, heute diesem Audi-
torium preiszugeben, fällt doch somit in dieser Stunde ein besonders heller Lichtstrahl auch auf seine verehrte Gattin, die dazu
beitrug, daß die Worte Shakespeares auf Karl Heinrich Bauer
anzuwenden sind[5]:

›He was a man take him for all in all, I shall not look
upon his like again.‹

# Anmerkungen

1 Bauer, K.H.: Aphorismen und Zitate für Chirurgen. Springer-Verlag Berlin-Heidelberg-New York 1972
2 Bauer, K.H.: Über Fortschritte der modernen Chirurgie und andere akademische Reden. Springer-Verlag Berlin-Heidelberg 1954
3 Bauer, K.H.: Gedichte (unveröffentlicht). Nordwestdeutscher Chirurgenkongreß Hamburg 1966. Mittelmeer- und Schwarzmeerfahrt Frühjahr 1967
4 Daum, R.: Persönliche Aufzeichnungen als Student und Assistent
5 Shakespeare, W. in: Hamlet I, 2 (Hamlet zu Horatio)

DIETRICH SCHMÄHL

# Karl Heinrich Bauer als Pfadfinder

Eine Feierstunde wie die heutige würde dem Verstorbenen nicht gerecht werden, wenn man nur über seine eigene wissenschaftliche und ärztliche Leistung reflektieren würde, ohne dabei auch einen Blick in die Zukunft zu tun. Damit meine ich Überlegungen über die Zukunft der Krebsforschung, die zu diskutieren ich mit dem Verstorbenen in den letzten Monaten und Jahren seines Lebens ausführlich Gelegenheit hatte. Selbstverständlich kann dies nur geschehen, wenn man sich rückbesinnt, denn jede Zukunftsperspektive kann sich ja nur auf Vergangenem aufbauen.

Ich beschränke mich in meinen Ausführungen auf Karl Heinrich Bauer als Krebsforscher und natürlich auch als Mensch und College sowie als Mentor vieler Generationen junger Ärzte und Forscher und nicht zuletzt des Deutschen Krebsforschungszentrums. Dieses hat er von Beginn der sechziger Jahre an aufgebaut, über mehr als ein Jahrzehnt in verantwortlicher Position mitbetreut und bis zu seinem Lebensende umsorgt. Aus meiner Sicht hat sich Bauer in *zwei Punkten* bleibende Verdienste innerhalb der Krebsforschung erworben. Der eine ist der von ihm propagierte theoretische Aspekt zur Erklärung der Umwandlung normaler Körperzellen in Krebszellen, der sich in der Mutationstheorie der Carcinogenese niederschlug. Gerade diese Theorie erlebt derzeit eine bemerkenswerte Renaissance und ist von hoher Aktualität. Basierend auf diesen theoretischen Vorstellungen hat Bauer, um den zweiten Punkt anzusprechen, sich in die Phalanx deutscher Chirurgen eingereiht, die sich außerordentlich praxisnah um krebserzeugende, chemische oder physikalische Einflüsse in unserer Umwelt bemühten. Ich denke dabei an die Namen von Volkman in Halle als einem der Mitentdecker der krebserzeugenden Wirkung von Teer und Ruß sowie an Ludwig Rehn in Frankfurt als den Entdecker des berufsbedingten Harn-Blasenkarzinoms durch aromatische Amine. Diese deutsche *Chirurgentradition* setzte Bauer fort, indem er vor der Anwendung des Thorotrastes als Diagnostikum warnte und voraussagte, daß die so behandelten Menschen ein hohes Krebsrisiko tragen müßten. Diese Voraussage hat sich, wie wir alle wissen, voll bestätigt. Darüber hinaus hat Bauer aber auch erkannt, daß eine Vielzahl von Umweltnoxen manche Krebsarten beim Menschen bedingen können. Schlagwortartig sprach er in diesem Zusammenhang von der ›*Benzpyrenisierung*‹ unserer Umwelt als einer wesentlichen Krebsursache. Er verknüpfte also die theoretischen Vorstellungen des Mutationsgeschehens bei der krebsigen Umwandlung der Zelle mit pragmatischen Forderungen des Schutzes des Menschen gegenüber krebserzeugenden und auch mutagenen chemischen Substanzen, die wir entweder gewollt oder auch ungewollt und schicksalsmäßig aufzunehmen gezwungen sind. Bauer hat mir immer wieder gesagt, daß diese Arbeitsrichtung für einen Chirurgen keineswegs ungewöhnlich sei, sieht er doch häufig genug als erster den krebskranken Menschen, der sich in seine Behandlung begibt und ist daher auch als erster in der Lage, eine genaue Anamnese zu erfragen. Diese Auffassung sollte zukunftsweisend sein.

Bauers Standpunkt zur Frage der Ätiologie maligner Tumoren durch exogene chemische Noxen war außerordentlich fest. Ich erinnere in diesem Zusammenhang an ein Zitat, das er in seinem Buch ›Aphorismen und Zitate für Chirurgen‹ niedergeschrieben hat und das Archimedes zugeschrieben wird: ›Gib mir einen festen Standpunkt, und ich bewege die Erde.‹ Diesen festen Standpunkt hat Bauer zweifellos gehabt, und er hat damit sicher auch einen Teil des Krebsgeschehens seiner Zeit bewegt. In der Praxis drückte sich das nicht zuletzt darin aus, daß er in seinen Gutachten immer wieder versuchte, herauszufinden, ob in dem betreffenden zu begutachtenden Fall eine chemische Noxe zu eruieren sei, die den

Krebs bei dem betreffenden Individuum ausgelöst haben könnte. Fand er derartige Anhaltspunkte, so zögerte er nicht, ein Gutachten auch entgegen den landläufigen Vorstellungen abzufassen, um helfend eingreifen zu können.

Bauer war bis in die letzten Lebenswochen hinein voller Ideen und nahm rege an den Fragen der Krebsforschung Anteil, wenngleich naturgemäß mehr reflektierend als aktiv. Es war stets ungemein lehrreich, mit ihm über die Art des Forschens und Arbeitens und über die gedanklichen Ansätze, die vor Jahrzehnten die Forschung bestimmten, zu diskutieren. Ich möchte auf diese Diskussionen einige Schlaglichter fallen lassen, die mir besonders wesentlich erscheinen und die wenigstens teilweise auch meine eigene Arbeit bestimmen. Bauer stellte immer wieder heraus, daß zur Forschung *Persönlichkeiten* gehören und daß es wesentlich ist, die Persönlichkeit gerade auch des jungen Forschers zu stärken und zu unterstützen, wo immer es geht. Dies ist besonders die Pflicht des Älteren. Bauer sah mit Besorgnis, wie wohl die meisten von uns auch, daß der Zeitgeist dahingeht, die Persönlichkeit immer mehr zu beschneiden zugunsten irgendwelcher Gremien, in die Entscheidungen hinein verlagert werden. Dies bedingt naturgemäß eine Nivellierung und ist persönlichkeitsfeindlich. Betrachtet man aber die Geschichte der Medizin, dann sind es stets Persönlichkeiten gewesen, die den Fortschritt erbracht haben, und zwar häufig genug gegen den Widerstand irgendwelcher Gremien oder Fakultäten. Ich möchte in diesem Zusammenhang nur an die Namen von Semmelweis oder Emil von Behring erinnern. Wollen wir uns also den eigenen Fortschritt nicht selbst verbauen, so sollten wir wieder beginnen, nach Persönlichkeiten Ausschau zu halten, die den Mut und die Kraft in sich haben, auch gegen den Zeitgeist zu schwimmen. Selbstverständlich bedarf moderne medizinische Forschung des Teams, sie bedarf aber nicht einer angeblich alles wissenden und zu Entscheidungen befähigten übergeordneten, häufig genug nicht sachverständigen Organisation, die nicht selten nur aus Alibigründen institutionalisiert wurde. Insoweit hatte es die Generation, der Bauer angehörte, bei der Forschung sicher leichter als wir heute. Schwerer hingegen hatte es diese Generation zweifellos, was die öffentliche Forschungsförderung betraf sowie die Forschungsmöglichkeiten.

Bauer hat immer besonderen Wert darauf gelegt, zu betonen, daß neue Ideen die Forschung zwar beflügeln müssen, daß andererseits ohne das gesicherte Fundament, das von unseren Vorgängern erarbeitet wurde, ein echter Fortschritt nicht möglich ist. In diesem Zusammenhang empfahl er, auch einmal ältere Literatur zu lesen, und man war erstaunt, wenn man diesem Rat folgte, wieviel früher schon gedacht und bekannt war und was heute wiederentdeckt wird, obwohl es schon seit langem bekannt ist. Bei Bauer konnte nur Bestand haben, was exakt in Maß und Zahl ausdrückbar war. Er war ein Feind von Fantasten, die sich äußerlich mit dem Mäntelchen einer scheinbar exakten Naturwissenschaft umgeben und mit Meinungen oder Thesen an die Öffentlichkeit treten, die häufig genug geeignet sind, eher Verwirrung zu stiften, als neue wissenschaftliche Erkenntnis zu demonstrieren. Auch hierin war Bauers Stellung eindeutig und bis ins hohe Alter hinein, wenn es sein mußte, von einem kämpferischen Einsatz.

Bauer hat uns allen durch seinen ungemein beweglichen Geist, durch seinen riesigen Erfahrungsschatz und dabei zugleich durch seine menschliche Güte und Bescheidenheit viel gegeben. Er wird uns als Arzt, Forscher und Mensch vorbildlich bleiben. Obwohl wir derzeit Gefahr laufen, auch bei der Betrachtung der Medizingeschichte traditionslos zu werden, glaube ich, daß der Name Karl Heinrich Bauer fest in die Medizingeschichte eingeschrieben ist und bleiben wird. Ich möchte schließen mit einem Wort von Siegfried Lenz, das mir in diesem Zusammenhang angemessen erscheint: ›Ich weiß nicht, für mich gibt es keine vergangene Welt, keine abgebuchte Zeit, so einfach nur heruntergezupft vom Abreißkalender der Geschichte; ich bin vielmehr davon überzeugt, daß alles Vergangene dauert, weil es nicht heilbar ist.‹

HERBERT IMMICH

# Karl Heinrich Bauer, anders gesehen

Es ist für den Dekan nach diesem Vormittag nahezu unmöglich, noch etwas Wesentliches über Bauer zu sagen; die Aspekte seiner großen Persönlichkeit sind zu eingehend geschildert worden. Ich möchte daher nur einige persönliche Erinnerungen vortragen. Als ich Karl Heinrich Bauer kennenlernte, war er 74 Jahre alt. Wir arbeiteten im heutigen Bau 504, also in einer der Baracken des alten Krebsforschungszentrums; er im ersten Stock, ich zu ebener Erde. Das Zeichen seiner Anwesenheit war der berühmte grüne Mercedes mit dem weißen Schutzhelm auf der hinteren Ablage. Die Art, wie Karl Heinrich Bauer diesen Mercedes allerdings parkte, hat uns oft verwundert.

Karl Heinrich Bauer bemerkte bald, daß ihm ein Statistiker ins Haus geschneit war, denn er hatte häufig statistische Probleme. Wie Herr Doerr schon gesagt hat, bearbeitete Karl Heinrich Bauer damals Renten- und Sozialversicherungsfragen; in ihnen spielte die Wahrscheinlichkeit eine besondere Rolle. Bei seinem zupakkenden Geist war Karl Heinrich Bauer gegenüber der bedächtigen Methodik des Statistikers nicht immer allzu aufgeschlossen; kurz, wir gerieten häufig in Diskussionen. Dabei zeigte sich seine umfassende Allgemeinbildung, über die heute schon viel gesagt worden ist. Karl Heinrich Bauer bewies in diesen Diskussionen aber auch seine vorzüglichen Lateinkenntnisse, wovon Herr Daum uns hier ebenfalls schon berichtet hat. Doch waren die Diskussionen deswegen nicht immer leicht. Wenn ich glaubte, ihn überzeugt zu haben, dann kehrte Karl Heinrich Bauer am nächsten Tage mit seinen alten Argumenten zurück. Das besserte sich erst, als er sich mehr und mehr mit dem Zusammenhang zwischen Eiweißmangelschaden und Krebsentstehung zu befassen hatte. Auf diesem Gebiet konnte ich ihm brauchbare Zahlen liefern; er hat sich später immer wieder auf diese Zahlen gestützt.

Wie jeder, der mit Karl Heinrich Bauer in Berührung kam, habe auch ich seine große, weitgefächerte Persönlichkeit als etwas Eigengewachsenes empfunden. Zwar leben wir heute in einer Zeit, in der, besonders bei Jüngeren, Vorbilder nichts mehr gelten. Für unsere Generation wird diese Persönlichkeit Karl Heinrich Bauer jedoch immer Vorbild bleiben. Die Medizinische Fakultät ist stolz darauf, daß Karl Heinrich Bauer zu den Ihren zählte; sie wird ihn nicht vergessen.

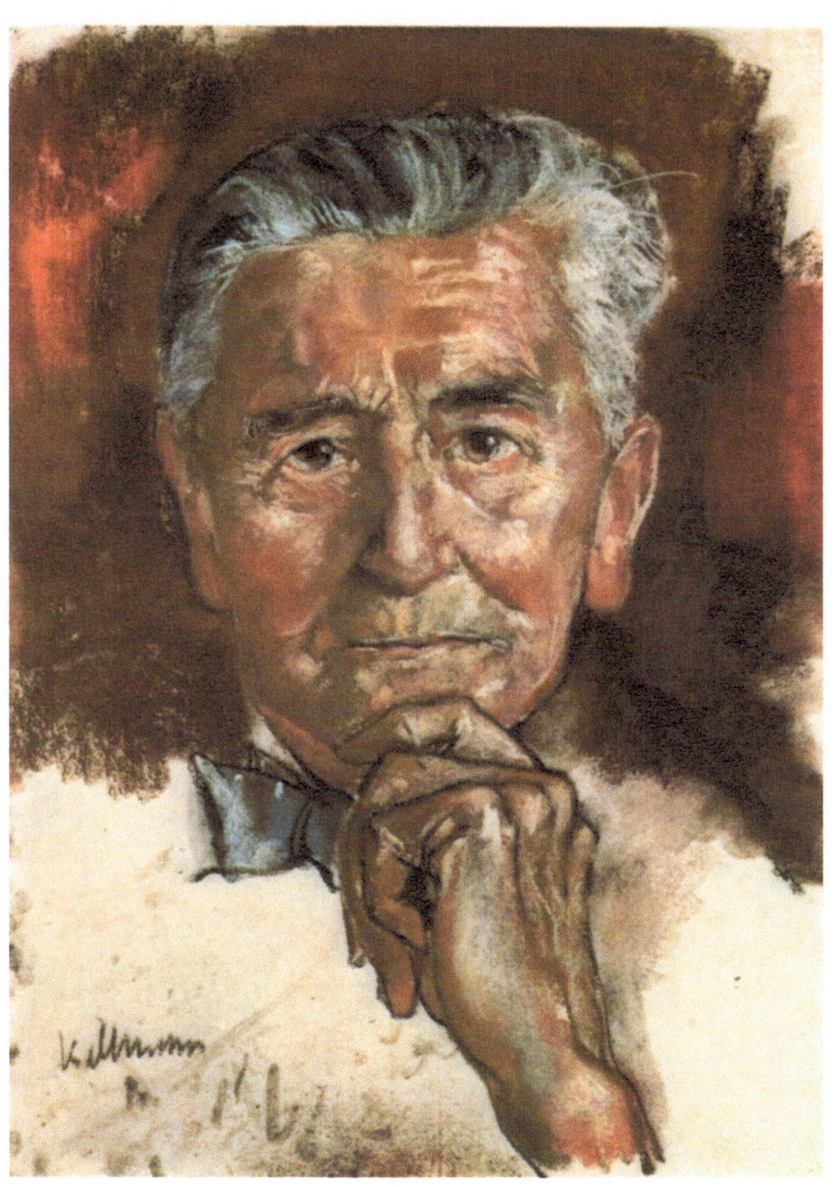

Karl Heinrich Bauer

Reproduktion eines Oelgemäldes
von Professor Kallmann, München

Die Veröffentlichungen von Karl Heinrich Bauer
1919–1978


1 Die zentrale Leberruptur und ihre Folgen. Ein Beitrag zur Pathogenese und Begutachtung der Leberabszesse. Vschr. gerichtl. Med. *56*, 1 (1919)

2 Das Lokalisationsgesetz der Magengeschwüre und daraus sich ergebende neue Fragestellungen für das Ulcusproblem. Mitt. Grenzgeb. Med. Chir. *32*, 217 (1920)

3 Osteogenesis imperfecta. (Zugleich Beitrag z. Frage einer allg. Erkrankung sämtlicher Stützgewebe.) Dtsch. Z. Chir. *154*, 166 (1920)

4 Lokalisation und Entstehung der Magengeschwüre. Dtsch. med. Wschr. *46*, 136 (1920)

5 Über Identität und Wesen der sogenannten Osteopsathyrosis idiopathica und Osteogenesis imperfecta. Dtsch. Z. Chir. *160*, 289 (1920)

6 Konstitutionspathologie und Chirurgie. Dtsch. Z. Chir. *162*, 1 (1921)

7 Über den Konstitutionsbegriff. Z. menschl. Vererb.- u. Konstit.-Lehre *8*, 155 (1921)

8 Vererbungs- und Konstitutionspathologie der Hämophilie. Dtsch. Z. Chir. *176*, 109 (1922)

9 Das konstitutionelle Problem in der Chirurgie. Dtsch. med. Wschr. *48*, 833 (1922)

10 Zur Vererbungs- und Konstitutionspathologie der Hämophilie. Dtsch. Z. Chir. *181*, 422 (1923)

11 Über die Erbbiologie der Hämophilie und deren Bedeutung für unsere Vorstellungen von der Natur der Gene. Z. indukt. Abstamm.- u. Vererb.-L. *30*, 314 (1923)

12 Erbkonstitutionelle ›Systemerkrankungen‹ und Mesenchym. Klin. Wschr. *2*, 623 (1923)

13 Über das Wesen der Magenstraße. Arch. klin. Chir. *124*, 565 (1923)

14 Über die Magenstraße. Vortrag Pathologenkongreß 1923. Dtsch. med. Wschr. *49*, 713 (1923)

15 Gibt es eine Hämophilie beim Weibe? Arch. Gynäk. *121*, 462 (1924)

16 Allgemeine Konstitutionslehre. In: Die Chirurgie (Kirschner, M., Nordmann, O., Hrsg.), Bd. 2, S. 297. Berlin: Urban und Schwarzenberg 1924

17 Genpathologie. Bruns' Beitr. klin. Chir. *135*, 96 (1925)

18 Technisches zur abdomino-sakralen Rektumexstirpation. Bruns' Beitr. klin. Chir. *135*, 114 (1925)

19 Magenstraße und Magenulcus. Zugleich ein Beitrag zur Frage der Exstirpation der Magenstraße. Bruns' Beitr. klin. Chir. *135*, 223 (1925)

20 Frage einer erbkonstitutionellen Veranlagung zur Struma nodosa colloides. Bruns' Beitr. klin. Chir. *135*, 512 (1925)

21 Rassenhygiene. Ihre biologischen Grundlagen. Leipzig: Quelle und Meyer 1926

22 Konstitutionsforschung beim Menschen. Z. Züchtungsk. *1*, 172 (1926)

23 Fehler und Gefahren in der Chirurgie. Kasuistische Mitteilungen über Fehler und Gefahren bei Magenoperationen. Zbl. Chir. *53*, 997 (1926)

24 Zur Prophylaxe und Therapie postoperativer Tetanieanfälle. Arch. klin. Chir. *142*, 27 (1926)

25 (mit Wehefritz, E.) Gibt es eine Hämophilie beim Weibe? Arch. Gynäk. *129*, 1 (1926)

26 Zur röntgenologischen Darstellung der Samenwege von der Urethra aus. Zbl. Chir. *54*, 3210 (1927)

27 Homoiotransplantation von Epidermis bei eineiigen Zwillingen. Bruns' Beitr. klin. Chir. *141*, 442 (1927)

28 Frakturen und Luxationen, ein kurzgefaßtes Lehrbuch für Ärzte und Studierende. Berlin: Springer 1927 (spanische Übersetzung Barcelona 1929)

29 Frakturen und Luxationen (Übersichtsreferat). Jber. Chir. *33*, 184 (1927)

30 Untersuchungen über die gleiche Gallensteingeneration zu zwei verschiedenen Zeitpunkten. Bruns' Beitr. klin. Chir. *142*, 436 (1928)

31 Mutationstheorie der Geschwulst-Entstehung. Übergang von Körperzellen in Geschwulstzellen durch Gen-Änderung. Berlin: Springer 1928

32 (mit Habs, H.) Der Bau der Gallensteine im Lichte ihrer Röntgenogramme. Bruns' Beitr. klin. Chir. *143*, 1 (1928)

33 Zur Lösung des Problems der Blutgruppenvererbung. Klin. Wschr. *7*, 1588 (1928)

34 Fortschritte der Vererbungslehre und Geschwulstfrage. Arch. klin. Chir. *152*, 278 (1928)

35 East, E.M., Die Menschheit am Scheidewege (Buchrezension). Z. indukt. Abstamm.- u. Vererb.-L. *47*, 91 (1928)

36 Zur Genetik der menschlichen Blutgruppen. Z. indukt. Abstamm.- u. Vererb.-L. *50*, 3 (1929)

37 Chirurgie der Gallenwege. In: Handbuch der praktischen Chirurgie (Garrè, C., Küttner, H., Lexer, E., Hrsg. u. Bearb.), Bd. 3, 6. Aufl. Stuttgart: Enke 1929

38 Bildung einer geschlossenen Gelenkhöhle bei der Kniemobilisation. Chirurg *1*, 691 (1929)

39 Erfahrungen mit dem Kirschnerschen Aufsplitterungsverfahren bei Pseudoarthrosen. Chirurg *1*, 871 (1929)

40 Naturleza y ténicca de la transfusión de la sangre. Rev. méd. german.-iber.-am. *2*, 630 (1929)

41 Zur Bekämpfung des lebensbedrohlichen Mediastinalemphysems nach Preßnarkose. Zbl. Chir. *56*, 166 (1929)

42 Gibt es eine lokalisierte Form der Marmorknochenkrankheit? Zbl. Chir. *56*, 2327 (1929)

43 Konstitutions- und Individualpathologie der Stützgewebe. In: Die Biologie der Person (Brugsch, T., Lewy, F.H., Hrsg.), Bd. 3, S. 223. Berlin-Wien: Urban und Schwarzenberg 1930

44 Zertrümmerung von Gallensteinen. Arch. klin. Chir. *162*, 84 (1930)

45 Experimentelle und histologische Untersuchungen über die Blutstillung mit Hochfrequenzstrom. Arch. klin. Chir. *162*, 325 (1930)

46 Wundinfektion, Panaritium und Phlegmone. Allgemeininfektion. In: Handbuch der ärztlichen Begutachtung (Liniger, H., Weichbrodt, R., Fischer, A.W., Hrsg.), Bd. 1, S. 391. Leipzig: Barth 1931

47 Schädelbrüche. Med. Welt *5*, 44 (1931)

48 Die elektrische Blutstillung, ihr Mechanismus und dessen Erklärung. Arch. klin. Chir. *163*, 564 (1931)

49 Selbstzerstrümmerung von Gallensteinen und Neubildung von Steinen auf der Grundlage von Steintrümmern. Arch. klin. Chir. *165*, 53 (1931)

50 Zur Untersuchungsmethodik von Konkrementen. Verh. dtsch. path. Ges. *26*, 299 (1931)

51 Die Bedeutung der Vererbungsbiologie für das Geschwulstproblem. Strahlentherapie *42*, 939 (1931)

52 Über die elektronenchirurgische Behandlung bösartiger Geschwülste. Fortschr. Ther. *7*, 705 (1931)

53 Erfahrungen mit der Knochennaht nach Magnus. Chirurg *4*, 353 (1932)

54 Operationen am Thorax. In: Fehler und Gefahren bei chirurgischen Operationen (Stich, R., Makkas, M., Hrsg.), S. 229, 2. Aufl. Jena: Fischer 1932

55 Die zirkuläre Kraniotomie als Entlastungstrepanation bei drohender Turmschädelerblindung und bei nicht lokalisierbaren Hirngeschwülsten. Dtsch. Z. Chir. *237*, 402 (1932)

56 Operationen an Wirbelsäule und Rückenmark. Becken. In: Fehler und Gefahren bei chirurgischen Operationen (Stich, R., Makkas, M., Hrsg.), S. 287, 2. Aufl. Jena: Fischer, 1932

57 Erfahrungen mit der Kniegelenksresektion bei Tuberkulose. Zbl. Chir. *59*, 2146 (1932)

58 Bericht über die 45. Tagung der Vereinigung nordwestdeutscher Chirurgen. Bruns' Beitr. klin. Chir. *157*, 102 (1933)

59 Ist die Henle-Albeesche Operation bei Spondylitis tuberculosa noch erlaubt? Bruns' Beitr. klin. Chir. *157*, 337 (1933)

60 Die Bedeutung der Chirurgie für die Schulung des Arztes. Bruns' Beitr. klin. Chir. *158*, 83 (1933) und in: Bauer, K.H.: Über Fortschritte der modernen Chirurgie und andere akademische Reden, S. 30. Berlin-Göttingen-Heidelberg: Springer 1954

61 Kurzvorträge und Dekonstrationen. Breslauer Chir. Gesellschaft. Zbl. Chir. *60*, 2569 (1933)

62 Extraperitoneales oder transperitoneales Vorgehen bei Operationen am lumbosakralen Teil des Grenzstranges des Sympathicus? Zbl. Chir. *61*, 1510 (1934)

63 Die Bedeutung des Gesetzes zur Verhütung erbkranken Nachwuchses für die Chirurgie. Chirurg *6*, 329 (1934)

64 Über angeborene chirurgische Erkrankungen und Mißbildungen im Lichte erbbiologischer Betrachtungsweise. Mschr. Kinderheilk. *62*, 124 (1934)

65 (mit Göttig, I.) Nachweis einer Systemerkrankung bei örtlichen körperlichen Mißbildungen als Beweismittel für deren erbgenetische Bedingtheit (dargestellt am Beispiel der sog. kongenitalen Patellarluxation). Z. menschl. Vererb.-u. Konstit.-L. *19*, 8 (1935)

66 Über Technik und Methodik der Sterilisation beim Mann. Arch. klin. Chir. *183*, 611 (1935)

67 (mit Deckener, K.) Der Brown-Pearce-Tumor des Kaninchens als Testobjekt experimenteller Geschwulstforschung. Bruns' Beitr. klin. Chir. *162*, 513 (1935)

68 Behandlung der postoperativen Tetanie mit besonderer Berücksichtigung des A.T. 10. Soc. int. Chir. X. Congr. *1*, 291, (1936)

69 (mit Mikulicz-Radecki, F. v.) Die Praxis der Sterilisierungsoperationen. Leipzig: Barth 1936

70 Wilhelm v. Gaza (Nachruf). Chirurg *8*, 427 (1936)

71 Bericht über die 29. Tagung der Südostdtsch. Chirurgenvereinigung. Bruns' Beitr. klin. Chir. *165*, 150 (1936)

72 Sitzungsberichte aus chirurgischen Gesellschaften. Breslauer Chirurgische Gesellschaft (offizieller Bericht). Zbl. Chir. *64*, 898 (1936)

73 Fortschritte der experimentellen Krebsforschung. Arch. klin. Chir. *189*, 123 (1937)

74 Über den mit Farbzeichnungen kombinierten Operationsfilm. Zbl. Chir. *64*, 823 (1937)

75 Erbkrankheiten und Versicherung vom Standpunkt der Chirurgie. Arch. orthop. Unfall-Chir. *37*, 304 (1937)

76 Unsere Vorstellungen von der Entstehung des Magengeschwürs und die daraus sich ergebenden Leitsätze für dessen Behandlung. Chirurg 9, 250 (1937)

77 Über Sympathicuschirurgie. Med. Klin. 33, 1353 (1937)

78 Erwiderung auf Arbeit von H. Knaus: ›Zur Dauer der Zeugungsfähigkeit nach der Vasektomie‹. Zbl. Chir. 64, 2459 (1937)

79 Berufsschäden und Krebs. Verh. dtsch. path. Ges. 30, 239 (1937)

80 Die Mutationstheorie der Geschwulstentstehung. In: Neuere Ergebnisse auf dem Gebiete der Krebskrankheiten (Adam, C., Auler, H., Hrsg.), S. 33. Leipzig: Hirzel 1937

81 (mit Rarei, B., Gummel, H.) Weitere Erfahrungen mit cancerogenen Stoffen. Arch. klin. Chir. 193, 499 (1938)

82 Der Bruch der Schädelbasis. Arch. klin. Chir. 196, 460 (1939)

83 Handbuch der Erbbiologie des Menschen. In Gemeinschaft mit Bauer, K.H., Hanhart, E., Lange, J. Hrsg. v. Just, G. 5 Bde. in 7 Teilen. Berlin: Springer 1939/40

84 Krebs und Vererbung. Münch. med. Wschr. 87, 474 (1940)

85 Chirurgische Vererbungs- und Konstitutionslehre. In: Die Chirurgie (Kirschner, M., Nordmann, O., Hrsg.), Bd. 1, S. 127. 2. Aufl. Berlin-Wien: Urban und Schwarzenberg 1940

86 (mit Bode, W.) Erbpathologie der Stützgewebe beim Menschen. In: Handbuch der Erbbiologie des Menschen (In Gemeinschaft mit Bauer, K.H., Hanhart, E., Lange, J., Hrsg. v. Just, G.), Bd. 3, S. 105. Berlin: Springer 1940

87 Erbbiologie der Geschwülste des Menschen. In: Handbuch der Erbbiologie des Menschen (In Gemeinschaft mit Bauer, K.H., Hanhart, E., Lange, J., Hrsg. v. Just, G.), Bd. 4/II, S. 1122. Berlin: Springer 1940

88 Albert Fromme zum 60. Geburtstag. Zbl. Chir. 68, 2234 (1941)

89 (mit Garré, K., Stich, R.) Lehrbuch der Chirurgie. 10./11. Aufl. Berlin-Göttingen-Heidelberg: Springer 1941

90 Otfried Foerster (Nachruf). Chirurg 13, 431 (1941)

91 (mit Knauer, W.) Zur Klinik der sogenannten Prostatahypertrophie. Münch. med. Wschr. 88, 748 (1941)

92 Kurzer Beitrag zum Schenkelhalsproblem, besonders über Heilung der Schenkelhalspseudoarthrose durch Doppelbolzung. Zbl. Chir. 68, 2239 (1941)

93 Walter Sebening (Nachruf). Chirurg 14, 640 (1942)

94 Über allgemeine Kriegschirurgie der Gliedmaßen. Münch. med. Wschr. 89, 771 (1942)

95 Marknagelung oder Drahtextension? Zbl. Chir. 70, 254 (1943)

96 Über die einseitige Lungenlappenexstirpation bei freiem Brustfellraum. Chirurg 15, 1 (1943)

97 Dietrich Schneider (Nachruf). Chirurg 15, 32 (1943)

98 Georg Magnus (Nachruf). Chirurg 15, 62 (1943)

99 Martin Kirschner. Gedächtnisrede, gehalten in der Aula der Universität Heidelberg am 16. Januar 1943. Chirurg *15*, 129 (1943) und in Bruns' Beitr. klin. Chir. *15*, 129 (1943)

100 Thorotrast und Krebsgefahr. Chirurg *15*, 104 (1943)

101 Herzsteckschuß, dreifache Geschoßembolie. Chirurg *15*, 697 (1943)

102 Die Mutationstheorie der Krebsentstehung im Lichte ihrer physikalischen und chemischen Beweismittel. Münch. med. Wschr. *90*, 681 (1943)

103 Über Verletzten- und Krankensport vom Standpunkt der Chirurgie. Arch. orthop. Unfall-Chir. *42*, 465 (1943)

104 Wesentliche Vereinfachung der ›Perthesplastik‹ bei Radialislähmung. Chirurg *17/18*, 1 (1946)

105 Weitere Vereinfachung der ›Perthesplastik‹ bei Radialislähmung. Chirurg *17/18*, 501 (1947)

106 Vom Neuen Geist der Universität (Bauer, K.H., Hrsg.), Berlin-Heidelberg: Springer 1947. (Schriften d. Univ. Heidelberg, Heft 2)

107 Tätigkeitsbericht des Rektors über die Universität im Jahre 1945/46. In: Vom Neuen Geist der Universität (Bauer, K.H., Hrsg.), S. 268. Berlin-Heidelberg: Springer 1947. (Schriften d. Univ. Heidelberg, Heft 2)

108 Zum Problem der Ohnhänderversorgung und zur Frage der operativen Behandlung, insbesondere des Krukenbergarmes. Verh. dtsch. orthop. Ges. *36*, 51 (1947)

109 Surgery, general and special. Wiesbaden: Dieterich 1948. (Fiat Review of German Science 1939–1946, I, 17)

110 Otto Kleinschmidt (Nachruf). Chirurg *19*, 385 (1948)

111 Chirurgie (Bauer, K.H., Hrsg.). Wiesbaden: Dieterich 1948. (Naturforschung und Medizin in Deutschland 1939–1946, Bd. 77)

112 Rechenschaftsbericht des Prorektors Prof. K. H. Bauer über das abgelaufene Amtsjahr. In: Aus der Arbeit der Universität 1946/47 (Campenhausen, H. Frhr. v., Hrsg.), S. 1. Berlin-Göttingen-Heidelberg: Springer 1948. (Schriften d. Univ. Heidelberg, Heft 3)

113 Grundsätzliches und Technisches zur Greifarmplastik nach Krukenberg. Klin. Wschr. *26*, 65 (1948)

114 Über Thorotrastschäden und Thorotrastsarkomgefahr. Chirurg *19*, 387 (1948)

115 Vom Krebsproblem. Universitas *3*, 57 (1948)

116 Über Syn- und Anticarcinogenese. Klin. Wschr. *27*, 118 (1949)

117 Das Krebsproblem. Einführung in die Allgemeine Geschwulstlehre für Studierende, Ärzte und Naturwissenschaftler. Berlin-Göttingen-Heidelberg: Springer 1949

118 Bericht Krebstagung Heidelberg 18.7.1948. Z. Krebsforsch. *56*, 205 (1949)

119 Zur Chemotherapie des Krebses mit mutativen Stoffen, insbesondere über mutative Syncarcinocolyse. Klin. Wschr. 27, 159 (1949)

120 Erkenntnisse und Fortschritte in der Krebsforschung. Neue Zeitung 1949 Nr. 24

121 Chemotherapie maligner Tumoren. Verh. dtsch. Ges. inn. Med. 55, 365 (1949)

122 Über Chemie und Krebs – dargestellt am ›Anilinkrebs‹. Langenbecks Arch. klin. Chir. 264, 21 (1949)

123 Über Fortschritte in der Krebsforschung. Verh. dtsch. ophthal. Ges. 55, 7 (1949)

124 Friedrich Bernhard zum Gedächtnis. Chirurg 21, 259 (1950) und in: Bauer, K.H.: Über Fortschritte der modernen Chirurgie und andere akademische Reden, S. 75. Berlin-Göttingen-Heidelberg: Springer 1954

125 Chemotherapie im Kampf gegen den Krebs. Umschau 50, 7 (1950)

126 v. Mikulicz zum 100. Geburtstag. Dtsch. med. Mschr. 75, 1534 (1950)

127 (mit Klar, E.) Die Elektrokoagulation als Behandlungsmethode bei Hypophysentumoren. Bruns' Beitr. klin. Chir. 180, 321 (1950)

128 Perkutane transfrontale Elektroagulation eines Hypophysentumors bei Akromegalie. Langenbecks Arch. klin. Chir. 267, 164 (1951)

129 Über Probleme der Krebsverhütung. Krebsarzt 6, 1 (1951)

130 Prostatahypertrophie und Prostatakrebs. Langenbecks Arch. klin. Chir. 267, 548 (1951)

131 Behandlung von Hypophysentumoren. Langenbecks Arch. klin. Chir. 267, 164 (1951)

132 Über den heutigen Stand des Krebsproblems. Wien. klin. Wschr. 63, 451 (1951)

133 Über Mediastinaltumoren und ihre operative Behandlung. Dtsch. med. Mschr. 76, 597 (1951)

134 Über den Zusammenhang zwischen malignen Tumoren und Unfällen bzw. Berufsschäden. Verh. dtsch. Ges. Unfallheilk. 15, 76 (1951)

135 Probleme der Blutübertragung und des Blutspendedienstes. Dtsch. med. Mschr. 77, 321 (1952)

136 Zur Chemotherapie krebsbedingter Pleuraexsudate. Langenbecks Arch. klin. Chir. 271, 253 (1952)

137 Über die sarco-abdominelle Rectumexstirpation. Chirurg 23, 145 (1952)

138 Zur geistigen Situation unseres Faches. Langenbecks Arch. klin. Chir. 273, 3 (1953) und in: Bauer, K.H.: Über Fortschritte der modernen Chirurgie und andere akademische Reden, S. 84. Berlin-Göttingen-Heidelberg: Springer 1954

139 Zur Chirurgie der Hypophyse und der Nebennieren. Langenbecks Arch. klin. Chir. 274, 606 (1953)

140 Grundsätzliches zu Fragen der Unfallheilkunde. Dtsch. med. Wschr. 78, 1377 (1953)

141 Hormone und Krebs. Dtsch. med. Wschr. *78*, 1525 (1953)

142 Grundsätzliches zur Frage der Unfallheilkunde. Langenbecks Arch. klin. Chir. *276*, 280 (1953)

143 Krebsstatistik und Krebsverursachung. Krebsarzt *8*, 279 (1953)

144 Der Krebs nimmt weiter zu. Dtsch. Zeitg. Nr. 51 (26.6.1954)

145 Über Fortschritte der modernen Chirurgie. Ruperto Carola *6*, 135 (1954) und in: Bauer, K.H.: Über Fortschritte der modernen Chirurgie und andere akademische Reden, S. 1. Berlin-Göttingen-Heidelberg: Springer 1954

146 Exogene Krebsursachen und Grundlagen der Krebsprophylaxe. In: Grundlagen und Praxis chemischer Tumorbehandlung. 2. Freiburger Symposium (Heilmeyer, L., Hrsg.), S. 249 Berlin-Göttingen-Heidelberg: Springer 1954

147 Fortschritte der Chirurgie in ihrer Bedeutung für die Unfallheilkunde. In: Unfalltagung Frankfurt. Bericht Landesverband Hessen-Mittelrhein gewerbl. Berufsgenossenschaften 1954, S. 12

148 Der Bronchialkrebs – ein Produkt inhalierter Carcinogene. Dtsch. med. Wschr. *79*, 615 (1954)

149 Vom Krebsproblem. (Krebsstatistik, Krebsverursachung, Krebsverhütung.) In: Bauer, K.H.: Über Fortschritte der modernen Chirurgie und andere akademische Reden, S. 141. Berlin-Göttingen-Heidelberg: Springer 1954

150 Atom und Medizin. In: Vom Atom zum Weltsystem. Eine Vortragsreihe über die Ergebnisse der Atomkernforschung, S. 73. Stuttgart: Kröner 1954 (Das Heidelberger Studio, 2) und in: Bauer, K.H.: Über Fortschritte der modernen Chirurgie und andere akademische Reden, S. 176. Berlin-Göttingen-Heidelberg: Springer 1954

151 Über vorläufige Erfahrungen mit der doppelseitigen Adrenalektomie bei generalisierter Mammacarcinom-Metastasierung. Langenbecks Arch. klin. Chir. *279*, 111 (1954)

152 Über Verkehrsunfälle aus der Sicht des Chirurgen. Ärztl. Mitteil. *39*, 402 (1954) und Langenbecks Arch. klin. Chir. *279*, 141 (1954)

153 Über 200 Fälle sacro-abdomineller Rectumexstirpation. Langenbecks Arch. klin. Chir. *279*, 350 (1954)

154 Mutation et Cancer. Acta Un. int. Cancr. *10* (3), 91 (1954)

155 Fehler und Gefahren bei chirurgischen Operationen (Stich, R., Bauer, K.H., Hrsg.). 3. Aufl. Jena: Fischer 1954

156 Über Fortschritte der modernen Chirurgie und andere akademische Reden. Berlin-Göttingen-Heidelberg: Springer 1954

157 (mit Löhr, B.) Thoraxchirurgie. In: Fehler und Gefahren bei chirurgischen Operationen. (Stich, R., Bauer, K.H., Hrsg.), Bd. 1, S. 345. 3. Aufl. Jena: Fischer 1954

158 Wirbelsäule und Rückenmark. Becken. In: Fehler und Gefahren bei chirurgischen Operationen. (Stich, R., Bauer, K.H., Hrsg.), Bd. 1, S. 400. 3. Aufl. Jena: Fischer 1954

159 Die Bedeutung der Chirurgie für die Schulung des Arztes. In: Bauer, K.H.: Über Fortschritte der modernen Chirurgie und andere akademische Reden, S. 30. Berlin-Göttingen-Heidelberg: Springer 1954

160 Martin Kirschner. Gedächtnisrede, gehalten in der Aula der Universität Heidelberg am 16. Januar 1943. In: Bauer, K.H.: Über Fortschritte der modernen Chirurgie und andere akademische Reden, S. 54. Berlin-Göttingen-Heidelberg: Springer 1954

161 V. Schmieden zum 70. Geburtstag (19.1.1944). In: Bauer, K.H.: Über Fortschritte der modernen Chirurgie und andere akademische Reden, S. 65. Berlin-Göttingen-Heidelberg: Springer 1954

162 Was bedeutet uns die Universität? Ansprache als Rektor zur Wiedereröffnung der Heidelberger Universität (15.8.1945). In: Bauer, K.H.: Über Fortschritte der modernen Chirurgie und andere akademische Reden, S. 94. Berlin-Göttingen-Heidelberg: Springer 1954

163 Wissenschaft und Humanität. Ansprache als Rektor aus Anlaß der ersten feierlichen Immatrikulation (20.11.1945). In: Bauer, K.H.: Über Fortschritte der modernen Chirurgie und andere akademische Reden, S. 99. Berlin-Göttingen-Heidelberg: Springer 1954

164 Philosophie des tätigen Lebens. Festrede als Rektor aus Anlaß der Eröffnung aller Fakultäten (7.1.1946). In: Bauer, K.H.: Über Fortschritte der modernen Chirurgie und andere akademische Reden, S. 107. Berlin-Göttingen-Heidelberg: Springer 1954

165 Grundvoraussetzungen deutscher Wiedergeburt. Rede als Rektor aus Anlaß der feierlichen Immatrikulation am 17.6.1946. In: Bauer, K.H.: Über Fortschritte der modernen Chirurgie und andere akademische Reden, S. 123. Berlin-Göttingen-Heidelberg: Springer 1954

166 Rechenschaftsbericht als Prorektor über das Rektorjahr 1945/46. 560. Jahresfeier der Universität Heidelberg (22. November 1946). In: Bauer, K.H.: Über Fortschritte der modernen Chirurgie und andere akademische Reden, S. 131. Berlin-Göttingen-Heidelberg: Springer 1954

167 Friedrich Bernhard zum Gedächtnis. In: Bauer, K.H.: Fortschritte der modernen Chirurgie und andere akademische Reden, S. 75. Berlin-Göttingen-Heidelberg: Springer 1954 und in Chirurg *21*, 259 (1950)

168 Zur geistigen Situation unseres Faches. In: Bauer, K.H.: Fortschritte der modernen Chirurgie und andere akademische Reden, S. 84. Berlin-Göttingen-Heidelberg: Springer 1954 und in Langenbecks Arch. klin. Chir. *273*, 3 (1953)

169 Die Wandlungen der Anaesthesie vom Standpunkt des Operateurs. Langenbecks Arch. klin. Chir. *282*, 163 (1955)

170 (mit Frey, R.) Geschwulst und Trauma. In: Handbuch der gesamten Unfallheilkunde (Bürkle de La Camp, H., Rostock, P., Hrsg.), Bd. 2, S. 1. Stuttgart: Enke 1955

171 Über Verkehrsunfälle im Rahmen des berufsgenossenschaftlichen Heilverfahrens. In: Unfallchirurgische Tagung in Heidelberg am 7. und 8. Januar 1955. Niederschrift der Referate und Diskussionsbemerkungen. Veranstaltet vom Landesverband Südwestdeutschland der gewerbl. Berufsgenossenschaften in Mannheim, S. 105

172 Spalthandplastik bei totalem Fingerverlust. In: Unfallchirurgische Tagung in Heidelberg am 7. und 8. Januar 1955. Niederschrift der Referate und Diskussionsbemerkungen. Veranstaltet vom Landesverband Südwestdeutschland der gewerbl. Berufsgenossenschaften in Mannheim, S. 17

173 Besserung der Gebrauchsfähigkeit der Hand bei irreparabler Radialislähmung. In: Unfallchirurgische Tagung in Heidelberg am 7. und 8. Januar 1955. Niederschrift der Referate und Diskussionsbemerkungen. Veranstaltet vom Landesverband Südwestdeutschland der gewerbl. Berufsgenossenschaften in Mannheim, S. 19

174 (mit Georg, H.) Ergebnisse und Spätresultate der Doppelbolzung bei 58 Schenkelhalspseudarthrosen. Bruns' Beitr. klin. Chir. *191*, 4 (1955)

175 Das Operationsrisiko bei Krebskranken. Bull. Soc. int. Chir. *14*, 296 (1955)

176 El probleme del cancer. Estadistica, causa, prevencion. Dîa méd. *27*, 600 (1955)

177 El atomo y la medicina. Dîa méd. *27*, 734 (1955)

178 Die Bedeutung der Unfälle im heutigen sozialen Geschehen. Hefte Unfallheilk. *52*, 160 (1956)

179 Zu Rudolf Stich's 80. Geburtstag. Bruns' Beitr. klin. Chir. *192*, 1 (1956)

180 (mit Klar, E., Soder, E.) Pathologisch-anatomische Veränderungen an der Hypophyse nach Elektroagulation derselben. Langenbecks Arch. klin. Chir. *281*, 420 (1956)

181 Über die Hypophysenausschaltung bei inkurablen Krebsfällen mit Hilfe perkutaner, intrasellärer Implantation von radioaktivem Gold. Langenbecks Arch. klin. Chir. *284*, 438 (1956)

182 Zur Behandlung von Hypophysen-Tumoren und über Hypophysen-Ausschaltung bei inkurablen Krebskranken. Rev. méd. Suisse rom. *76*, 320 (1956)

183 Hormones et Cancer. Atti Soc. Lombarda di Scienze mediche e biologiche, Mailand *11*, 369 (1956)

184 L'électrocoagulation de l'hypophyse. Acta Un. int. Cancr. *12*, 346 (1956)

185 Verkehr fordert Tote und Verletzte. In: Die Bedrohung unserer Gesundheit. Eine Vortragsreihe mit Beiträgen von Karl-Heinrich Bauer u. a., S. 75. Stuttgart: Kröner 1956

186 Über das Unfallgeschehen in heutiger Zeit. Eröffnungsrede aus Anlaß der 20. Tagung der Dtsch. Ges. f. Unfallheilk., Heidelberg. Hefte Unfallheilk. *55*, 1 (1956)

187 Zur Technik der sakro-abdominellen Rectum-Exstirpation (Film). Langenbecks Arch. klin. Chir. *284*, 657 (1956)

188 Unfallfolgen und Geschwindigkeitsbegrenzung. In: Schiene und Straße (Brandt, L., Hrsg.), S. 127. Dortmund: Verkehrs- und Wirtschaftsverlag 1956

189 Über Krebsverhütung. Referat Schweiz. Nationalliga Krebsbekämpfung. Neuchâtel, 11.11.1956. Oncologia (Basel) *10*, 187 (1957)

190 Le cancer de la mamellé en phase avencée. Boll. Oncol. *31*, 2 (1957)

191 Erste Chirurgische Hilfe am Unfallort bei Verkehrsunfällen. Hefte Unfallheilk. *56*, 9 (1957)

192 Verkehrsunfälle, ein tragischer Tribut an den Triumpf der Technik. CIBA-Symposium, *5*, 149 (1957). (Erschienen in Englisch, Französisch, Italienisch, Spanisch, Holländisch, Portugiesisch)

193 Aktuelle Krebsfragen. Einleitungsvortrag Chir. Kongreß 1957. Langenbecks Arch. klin. Chir. *287*, 19 (1957)

194 Möglichkeiten des ärztlichen Einsatzes am Unfallort zur Minderung der Unfallfolgen. 4. Straßenverkehrssicherheitskonferenz. Schriftenreihe des Bundesministers für Verkehr, *H. 16*, S. 53 (1957)

195 Fehler und Gefahren bei chirurgischen Operationen (Stich, R., Bauer, K.H., Hrsg.). 4. Aufl. Jena: Fischer 1957

196 Percutane Hypophysenausschaltung durch Elektrokoagulation bzw. durch Implantation von radioaktivem Gold. Bull. Soc. int. Chir. *16*, 537 (1957)

197 Zur Technik der perkutanen Hypophysenausschaltung durch radioaktives Gold. Chirurg *29*, 145 (1958)

198 Die deutschen Chirurgenkongresse seit der 50. Tagung aus der Sicht ihrer Vorsitzenden. Aus Anlaß der 75. Tagung (Bauer, K. H., Hrsg.). Berlin-Göttingen-Heidelberg: Springer 1958

199 Endocrine Aspects of Breast Cancer. Proceedings of a conference held at the University Glasgow, 8th to 10th July 1957 (Currie, A. R., ed.). Edinburgh: Livingstone 1958

200 Rückschau und Ausschau. Eröffnungsansprache als Vorsitzender der 75. Tagung der Dtsch. Ges. für Chir. Langenbecks Arch. klin. Chir. *289*, 2 (1958)

201 Der Verkehrsunfall. Festvortrag. Internat. Lehrg. f. prakt. Med. Grado. Mkurse ärztl. Forbild. *6*, 230 (1958)

202 Hans v. Haberer. Worte des Gedenkens. Langenbecks Arch. klin. Chir. *290*, 133 (1958)

203 (mit Stoffregen, J.) Geschwülste des Mediastinums. In: Handbuch der Thoraxchirurgie (Derra, E., Hrsg.), Bd. 3, S. 796. Berlin-Göttingen-Heidelberg: Springer 1958

204 (mit Karcher, H., Klar, E.) Wirbelsäule und Rückenmark. Becken. In: Fehler und Gefahren bei chirurgischen Operationen (Stich, R., Bauer, K. H., Hrsg.), Bd. 1, S. 462. 4. Aufl. Jena: Fischer 1958

205 (mit Spohn, K.) Thoraxchirurgie. In: Fehler und Gefahren bei chirurgischen Operationen (Stich, R., Bauer, K. H., Hrsg.), Bd. 1, S. 356, 4. Aufl. Jena: Fischer 1958

206 Fortschritte der Naturwissenschaften und Technik aus der Sicht eines Klinikers. Klin. Wschr. *36*, 1089 (1958) u. Universitas *13*, 1121 (1958) u. Universitas (Engl. Ed.) *3*, 9 (1959)

207 Chirurgische Behandlung des fortgeschrittenen Mammacarcinoms im Stadium ausgedehnter Metastasierung. Krebsarzt *14*, 508 (1959)

208 Krebsentstehung durch radioaktives Thorium. Krebsarzt *14*, 546 (1959)

209 Verkehrsunfälle und Verkehrsmedizin. In: Verhandlungsbericht Unfallmed. Tagung, Freiburg 1960, S. 9

210 Verkehrsunfälle – ein tragischer Tribut am Triumpfe der Technik. CIBA-KAMAGI *1*, 34 (1960) (japan.)

211 Fortschritte d. klinischen Krebspathologie. Langenbecks Arch. klin. Chir. *295*, 54 (1960)

212 ›Krebs‹. In: Brockhaus Enzyklopädie. 17. Aufl. d. GROSSEN BROCK-HAUS. Wiesbaden: Brockhaus 1960

213 (mit Laqua, H., de Rosa, R.) Terapia chirurgica radicale del carcinoma del retto. Osped. Ital. Chir. *2*, 755 (1960)

214 Der Krebs als ärztliches Problem. Ärztl. Mitt. (Köln) *45*, 844 (1960)

215 Kraftfahrzeugunfall und seine Sonderstellung in der Chirurgie. Heidelberger Jahrbücher *4*, 29 (1960)

216 Erste Hilfe am Unfallort u. Erstversorgung Verkehrsverletzter nach Klinikaufnahme. Hefte Unfallheilk. *62*, 89 (1960)

217 Zur Technik der Hypophysenausschaltung durch percutane Implantation von radioaktivem Gold in die Stella turcica (Film). Langenbecks Arch. klin. Chir. *295*, 162 (1960)

218 Sonderfragen der Straßenverkehrsunfälle in geschlossener Ortslage. Hefte Unfallheilk. *66*, 5 (1960)

219 (mit Klar, E.) Die Heidelberger Erfahrungen mit der percutanen Hypophysenausschaltung bei Hypophysentumoren und bei sonst inkurablen Krebsfällen. Dtsch. Ges. Endokrinol. Symp. *7*, 51 (1961)

220 Aktuelle Rechtsfragen in der Chirurgie. Langenbecks Arch. klin. Chir. *298*, 281 (1961)

221 In memoriam Rudolf Stich. Bruns' Beitr. klin. Chir. *203*, 393 (1961)

222 Denkschrift. Errichtung eines Deutschen Krebsforschungszentrums. Heidelberg 1961

223 Verkehrsprobleme in der Sicht des Chirurgen. In: Straßenverkehr – Problem ohne Ausweg? Eine Vortragsreihe mit Beiträgen von K. H. Bauer u. a., S. 39. Stuttgart: Kröner 1961. (Das Heidelberger Studio, 22)

224 Das Krebsproblem. The problem of Cancer. Universitas *16*, 577 (1961) u. Universitas (Engl. Ed.) *4*, 337 (1961)

225 Ärztliche Schweigepflicht und Verkehrssicherheit. In: Recht und Medizin im Dienste der Verkehrssicherheit. 4. Hamburger Verkehrsjuristentagung, Hamburg 1962, S. 67

226 Idealismus und Rettungsdienst. Mitt.-Bl. DRK Landesverb. Bad.-Württ. u. Südbad. *14*, 5 (1962)

227 R. Geissendörfer zum 60. Geburtstag. Bruns' Beitr. klin. Chir. *204*, 145 (1962)

228 Antrittsrede bei der Aufnahme in die Akademie d. Wissenschaften. Jb. Heidelberger Akad. Wissensch. 1962/63, S. 26

229 Über Fortschritte der Allgemeinen Chirurgie und der Einfluß auf die Unfallheilkunde. Hefte Unfallheilk. *78*, 7 (1963)

230 Verabschiedungsrede für Oberin v. Lersner. In: Festschrift. Ansprachen zur offiziellen Verabschiedung von Frau Oberin Olga v. Lersner am 20. März 1963, S. 6. Schwesternschule der Universität Heidelberg 1963

231 Das Krebsproblem. Einführung in die allgemeine Geschwulstlehre für Studierende, Ärzte und Naturwissenschaftler. 2. völlig neu bearb. Aufl. Berlin-Göttingen-Heidelberg: Springer 1963

232 Krebserkrankungen als Schädigungsfolge. Hefte Unfallheilk. *75*, 51 (1963)

233 Probleme bei der Implantation von Kunststoffen. Langenbecks Arch. klin. Chir. *304*, 916 (1963)

234 In memoriam Robert Wanke. Langenbecks Arch. klin. Chir. *302*, 629 (1963)

235 Zur ärztlichen Aufklärungspflicht aus den Erfahrungen eines Chirurgen. In: Studien und Berichte d. Kath. Akademie Bayern. Heft 20: Offene Fragen zwischen Ärzten und Juristen. München: Zink 1963

236 Krebstherapie als Rechtsfrage. Neue jur. Wschr. *16*, 369 (1963)

237 El problema del cancer. Universitas (span. Ausg.) *1*, 243 (1963)

238 Curt Oehme. Nachruf. Jber. Heidelberger Akad. Wissensch. 1963/64, S. 53

239 Ist das Krebsproblem lösbar? In: Führung und Bildung in der heutigen Welt. Hrsg. zum 60. Geburtstag von Ministerpräsident Kurt Georg Kiesinger, S. 455. Stuttgart: Deutsche Verlagsanstalt 1964

240 Über Schweigepflicht und Aufklärungspflicht des Arztes. Arzt und Christ, H. 2, 91 (1964)

241 Begrüßungsansprache Einweihungsfeier Betriebsstufe I Deutsches Krebsforschungszentrum. Ruperto Carola *36*, 4 (1964)

242 Rechtsfragen in der Chirurgie. In: Universitätstage 1964. Gesellschaftliche Wirklichkeit im 20. Jahrhundert u. Strafrechtsreform, S. 199. Berlin: de Gruyter 1964

243 Grundsatzgutachten zur Frage ›Ist es gerechtfertigt, Krebserkrankungen in die Versorgung im Wege des Härteausgleichs nach § 89 Abs. 2 BVG einzubeziehen?‹. Schriftenreihe Bundesversorgungsbl. H. 2, 1 (1964)

244 Ist das Krebsproblem lösbar? FAZ Nr. 252, 1964

245 (mit Ott, G.) Über die Krebsgefährdung des heutigen Menschen. Mit besonderer Berücksichtigung der Bundesrepublik Deutschland. Mater. med. Nordmark *17*, 261 (1965)

246 Dankesrede anläßlich der Ehrenpromotion zum Doctor medicinae am 21. Juni 1963 während der Hundert-Jahr-Feier der Medizinischen Fakultät der Universität Graz. Festband, Graz 1965

247 Über die Einbeziehung von Krebserkrankungen in die Kriegsopferversorgung auf dem Wege des Härteausgleichs. Hefte Unfallheilk. *81*, 332 (1965)

248 Auszug aus dem Sachverständigen-Gutachten von Dr. Bauer im Prozeß gegen Dr. Josef Issels. Bayer. Ärztebl. *H. 2*, 98–100, 103–106, 109–110, 113–114 (1965)

249 Über Krebsforschung und deren neuere Ergebnisse. Z. Lebensversicherungswes. 1965, 3

250 Zeitkritische Bemerkungen über Hochschulfragen. Ruperto Carola *38*, 230 (1965)

251 La profilassi del cancro vista da un clinico. (Einleitungsreferat, 1. Europ. Seminar über Krebsprophylaxe, Rom, 16.9.1965.) (Rif. med. 79, 1181) (1965)

252 In memoriam Ferdinand Springer. Worte des Gedenkens bei der Beerdigungsfeier am 15.4.1965. Chirurg *36*, 241 (1965)

253 Über Sarkomgenese. Langenbecks Arch. klin. Chir. *313*, 417 (1965)

254 Über Krebsprophylaxe aus der Sicht des Klinikers. Proc. Europ. and Extra-europ. Seminarium for Cancer and Prevention, Vol. 1, p. 43. Centro Sociale Studio Precacerosi, Università di Roma 1965

255 H. Bürkle de la Camp zum 70. Geburtstag. In: Chirurgie im Fortschritt. Festschrift zum 70. Geburtstag von Prof. Heinz Bürkle de la Camp (Maurer, G., Hrsg.), S. 1. Stuttgart: Enke 1965

256 Festrede zum 75. Bestehen d. Neuen Gymn. Bamberg. Fr.-Ludw.-Gymn. Bambg. Jber. *76* (1965/66)

257 Dankesworte anläßlich des 75. Geburtstages. In: Aktuelle Probleme aus dem Gebiet der Cancerologie (Doerr, W., Linder, F., Wagner, G., Hrsg.). Berlin-Heidelberg-New York: 1966

258 Teerdämpfe, Zigarettenkonsum und Bronchialkrebs als Berufskrankheit. Soz. Sicherh. *15*, 332 (1966)

259 Geschwulst und Trauma. In: Handbuch der gesamten Unfallheilkunde (Bürkle de la Camp, H., Schwaiger, M., Hrsg.). Bd. 2, S. 1, 3. umgearb. Aufl. Stuttgart: Enke 1966

260 Über ›Krebstheorien‹ im Wandel der Zeit. SRW-Nachrichten, *H. 29*, I–X (1966)

261 Über die Anfänge einer zusätzlichen Krebstherapie. In: Aktuelle Probleme aus dem Gebiet der Cancerologie (Doerr, W., Linder, F., Wagner, G., Hrsg.). Berlin-Heidelberg-New York: Springer 1966

262 Krebs als gesundheitspolitisches Problem. In: Krebs – Dokumentation und Statistik maligner Tumoren (Wagner, G., Hrsg.), S. 127. Stuttgart: Schattauer 1966

263 Kurt Lindemann. Werden, Wirken. Wesen. Ruperto Carola *39*, 228 (1966)

264 Das Bronchial-Karzinom als Modell der Krebsentstehung beim Menschen. Mitt.-Dienst Ges. Bekämpf. Krebskrankh. NRW *4*, 457 (1967)

265 Über Rechtsfragen bei homologer Organtransplantation aus der Sicht des Klinikers (unter besonderer Berücksichtigung der Krebsübertragung). Chirurg *38*, 245 (1967)

266. Was ist Krebs? In: Helft Krebs verhüten! 13 Vorträge. Von K. H. Bauer u. a., S. 11. München: Piper 1968 (Das Heidelberger Studio, 40)

267 (mit Garré, C., Stich, R.) Lehrbuch der Chirurgie. Neu bearbeitet von K. H. Bauer. 18./19. Aufl. Berlin-Heidelberg-New York: Springer 1968

268 Vom Krebsproblem – heute und morgen – Haas, R.: Virus und Krebs, S. 7, Köln-Opladen: Westdeutscher Verlag 1968. (Arbeitsgemeinsch. Forschung d. Landes NRW, H. 174)

269 Krebs im Bewußtsein der Öffentlichkeit. In: Helft Krebs verhüten! 13 Vorträge. Von K. H. Bauer u. a., S. 183. München: Piper 1968. (Das Heidelberger Studio, 40)

270 Der Mensch – das Maß aller Dinge? In: Was ist das – der Mensch? Beiträge zu einer modernen Anthropologie. 12 Vorträge von K. H. Bauer u. a. München: Piper 1968. (Das Heidelberger Studio, 43)

271 Neue Wege bei der Planung und Gründung des Deutschen Krebsforschungszentrums Heidelberg. In: Jahre der Wende. Festgabe für Alex Möller zum 65. Geburtstag (Schwebler, R., Föhrenbach, W., Hrsg.), S. 271. Karlsruhe: Verl. Versicherungswirtschaft 1968

272 Organtransplantation. Rechtsfragen aus der Sicht des Chirurgen. Langenbecks Arch. klin. Chir. 322, 22 (1968)

273 Über die ›Mutationstheorie der Geschwulstentstehung‹ und deren Fortentwicklung. In: Aktuelle Probleme aus dem Gebiet der Cancerologie, 2. Heidelberger Symposion (Lettré, H., Wagner, G., Hrsg.), S. 63. Berlin-Heidelberg-New York: Springer 1968

274 Wechselwirkung von Fortschritt und Risiko. Begrüßungsansprace Wiss.-prakt. Fachkonferenz z. Erforschung der Tabakgefahren. Vjz. Suchtgefahren *15*, 2 (1969)

275 Zum Gesamtproblem der Rehabilitierbarkeit von Krebskranken. Z. ges. Hyg. *15*, 66 (1969)

276 Wert der sogenannten ›Krebsnachkur‹ für radikaloperierte Kranke. Hess. Ärztebl. 215, 1969

277 Die Organtransplantationen. Universitas *24*, 129 (1969; Universitas (span. Ausg.) *7*, 27 (1969) u. Universitas (Engl. Ed.) *11*, 205 (1969

278 Der Krebs und die Möglichkeiten der Krebsverhütung. Universitas *24*, 1135–1144 (1969)

279 Strahlenschäden und maligne Tumoren durch ›Thorotrast‹ (Kolloidales Thoriumdioxyd). Jb. Heidelberger Akad. Wissensch. 1969, S. 28

280 Ludwig Heilmeyer. Nachruf. Jb. Heidelberger Akad. Wissensch. 1970, S. 49

281 Cancer and what can be done to prevent it. Universitas (Engl. Ed.) *12*, 131 (1970)

282 ›Krebs‹. In: Brockhaus Enzyklopädie, Bd. 10, S. 603. Wiesbaden: Brockhaus 1970

283 Krebsverhütung – Möglichkeiten gesundheitspolitischer Maßnahmen. In: Kampf dem Krebs. Früherkennung rettet Leben, S. 11. Hrsg. v. Bundesvereinigung für Gesundheitserziehung e.V., Bonn-Bad Godesberg 1970

284 Im Teufelskreis des Krebses. Kosmos *66*, 332 (1970)

285 Die Krebskrankheit in Gegenwart und Zukunft. Zahnärztl. Prax. *22*, 97 (1971)

286 Der Krebs und die Möglichkeiten der Krebsverhütung. In: Wo stehen wir heute? In der Sicht der Naturwissenschaftler und Ärzte (Bähr, H.W., Hrsg.), S. 17. Gütersloh: Bertelsmann Sachbuchverlag 1971

287 Legal problems in surgical practice. Law and state *3*, 127 (1971)

288 Allgemeine Grundsätze bei der Beurteilung Trauma und Geschwulst. Hefte Unfallheilk. *107*, 45 (1971)

289 Zum Tumorproblem (Einführungsvortrag für die anschließende Vortragsreihe auf dem Chirurgenkongreß, München 1971). Langenbecks Arch. Chir. *329*, 250 (1972)

290 Zum 80. Geburtstag von Wilh. Flaskamp. Mitt.-Dienst Ges. Bekämpf. Krebskrankh. NRW 6, 167 (1972)

291 Zur Entstehungsgeschichte des Deutschen Krebsforschungszentrums. Festschrift zur Einweihungsfeier am 25.9.1972, S. 1. Deutsches Krebsforschungszentrum, Heidelberg 1972

292 25 Jahre ›Vereinigung mittelrheinischer Chirurgen‹ – 25 entscheidende Jahre chirurgischen Fortschritts. Bruns' Beitr. klin. Chir. *220*, 659 (1973)

293 Gedanken zur Einweihung eines Krankenhauses. Münch. med. Wschr. *115*, 2005 (1973)

294 Einführung in das Thema ›Krebsproblem‹. Langenbecks Arch. Chir. *339*, 37 (1975)

295 Festschrift für Paul Bockelmann zum 70. Geburtstag am 7. Dezember 1978. München: C. H. Becksche Verlagsbuchhandlung 1979

Diese Freundesgabe für Karl Heinrich Bauer wurde ermöglicht durch eine Spende des »Vereins zur Förderung der Krebsforschung in Deutschland e. V.« (Vorsitzender Prof. Dr. Drs. h.c. Bernhard Timm) und die Bereitwilligkeit des Springer-Verlags, die herstellerische Betreuung zu übernehmen. Freunde und Schüler K. H. Bauers danken allen gebenden und helfenden Händen. Die Auflage beträgt 800. Die Schrift ist nicht im Handel erhältlich.

*Diese Freundesgabe für* KARL HEINRICH BAUER *wurde ermöglicht durch eine Spende des „Vereins zur Förderung der Krebsforschung in Deutschland e.V." (Prof. Dr. Dres. h. c. Bernhard Timm) und die Bereitwilligkeit des Springer-Verlags, die herstellerische Betreuung zu übernehmen.*

*Überreicht im Namen der Freunde
und Schüler
Karl Heinrich Bauers*